韦贵康
行医笔录

主编	副主编
韦贵康	韦坚 韩杰

编委

王海洋　李桂生　周红海

陈　锋　周宾宾　李克译

黄如娇　黄　勇　徐志为

全国百佳图书出版单位

中国中医药出版社

内容提要

本书根据国医大师韦贵康教授从医50余年临床记录的点滴经验整理而成，共九章，包括我的行医之路、行医早期骨伤临床经验、关注脊柱与四肢慢性病损、骨骼应用解剖特点与临床、韦氏独特手法、脊柱与四肢病损手法、脊柱与四肢病损的中药内外治法、脊柱相关疾病、临床病案精选等，叙述简洁清晰，内容实用性强。本书可供骨伤科、推拿科、疼痛科临床医生阅读参考。

韦贵康简介

  韦贵康，国医大师，1938年10月出生，1964年毕业于河南平乐正骨学院，随即分配到广西中医学院（2012年改为广西中医药大学）工作至今。曾先后任广西中医学院第二附属医院院长、广西中医学院院长、骨伤科研究所所长。工作期间先后到天津、北京、上海进修达2年之久。现为广西中医药大学终身教授、主任医师、博士后导师。曾担任社会职务如广西科协副主席、广西国际手法医学协会理事长、中国中医骨伤科学会副会长、世界中医骨科联合会资深主席、全国高等中医院校骨伤科研究会资深会长、世界手法医学联合会（联盟）主席、国家中医药管理局中医药科技进步奖终评委员会委员、国家自然科学基金科研项目评审专家。

  发表医学论文105篇，获国家专利3项，省部级科技成果奖6项，主编著作16部，代表作如《中医筋伤学》（教材）《软组织损伤与脊柱相关疾病》《骨伤科临床诊疗系列丛书》《实用中医骨伤科学》《实用骨关节与软组织伤病学》《脊柱相关疾病》《脊柱相关疾病学》《脊柱相关疾病与手法治疗》《中医骨伤科治疗手法图解》（汉英对照）《中国手法诊治大全》《世界手法医学与传统疗法系列丛书》等。韦贵康教授为"手法治疗颈椎性血压异常""脊柱损伤性疾病与骨伤手法治疗""脊柱四个生理曲度内在联系及其变化对颈肩腰背痛的影响""移动式均衡牵引架的研制与临床应用""中药痛安汤的临床应用""脊柱相关疾病中医诊疗技术的创新与推广应用""脊柱整治三十六法""韦氏奇穴奇术"等科技成果的负责人与技术持有人。培养硕士105人、博士8人、博士后2人。全国"五一"劳动奖章获得者,为八桂名师、桂派大师、全国骨伤名师、全国老中医药专家学术经验继承工作指导老师、世界手法医学与传统疗法大师,享受国务院政府特殊津贴。

韦贵康教授发起并注册成立"广西国际手法医学协会""世界手法医学联合会",分别在中国南宁、桂林、上海、佛山、沈阳、重庆、香港、台北,以及新加坡、印度尼西亚、越南河内、阿联酋迪拜、美国旧金山等国家及地区举办国际学术会议。多次应邀到新加坡、美国等20多个国家及地区讲学,进行学术交流,在国内外享有较大的学术影响,具有较高声誉。

目　录

第一章

我的行医之路

第一节　学医梦圆于洛阳平乐

1960年9月，我从广西中医专科学校被保送到河南平乐正骨学院学习。河南平乐正骨学院创办于1958年，位于洛阳市郊的白马寺附近，是全国第一所兼有四年制本科班和三年制专科班的中医骨伤科大学，也是集教学、医疗、科研于一体的高等教育机构，面向全国招生。第一任院长是该校主要创建者、驰名中外的骨伤科专家、平乐正骨第五代传人高云峰（1906—1976），她的儿子郭维淮是平乐正骨第六代传人，也是正骨科的主要任课老师。

我被分在本科二甲班，这个班虽然仅有19名大学生，但却是来自国内14个省市、自治区的考生或保送生。时年学院设有附属医院，全校师生员工只有500多人，病床却拥有400多张。因为学院医生医术高明，声名远扬，许多骨伤患者从全国各地慕名而来，病房常常超员加床，医院的走廊也住着患者。我和同学们到学院见到此景，都觉得这就是一个学医的好地方。

在高院长及各位老师不辞辛劳的栽培下，我和同学们努力学习，探索医海奥秘，为今后行医打下了扎实的骨伤科学方面的基础，基本上掌握了临床诊治骨伤科疾病的相关医术本领。

1964年7月，毕业生全国统一分配，我被分配到广西中医学院（现为广西中医药大学）工作至今。

第二节　津京沪进修

1964年，从学校到临床，我的医疗工作逐步走上正轨。但是仅在学校学到的书本知识远远不够用，因此我又向民间医生学习传统中医，并先后到天津、北京、上海等地大医院进修培训达两年之久。

1965年的冬天，领导批准我到天津人民医院（现为天津骨伤科医院）进修学习。在半年多的进修时间里，我非常幸运地得到了被称为"中国中西医结合创伤之父"的著名骨伤科专家尚天裕教授（1917—2002）和周映清、姚树源等著名教授专家的热心指导，使我在骨伤专业理论和医疗诊治技术方面有了进一步提高。

当时，天津人民医院创立了中西医结合小夹板治疗骨折的新疗法。尚天裕教授根据对立统一的辩证关系，提出了"动静结合、筋骨并重、内外兼治、医患配合"的治疗四大原则，我学习后，带回了小夹板固定治疗骨折的特色方法。

1975年10月，卫生部举办"第二届全国中西医结合治疗骨关节损伤学习班"，我又一次得到上级组织的关心和推荐，参加了这次为期3个半月的培训学习。培训的主讲老师除中国软组织损伤临床研究的开拓者、"新医正骨疗法创始人"冯天有教授外，还有著名的中西医结合骨科专家尚天裕教授。

在冯天有、尚天裕等老师的指导和帮助下，经过刻苦学习和实践，我基本掌握了这项新疗法的理论知识和操作方法，并发现通过手法能治愈一些颈椎病伴随的血压异常，把这一边缘科学的现象命名为"颈椎性血压异常"，为创新攻关——研究世界医疗领域的新课题打下了基础，为征服"脊柱相关疾病"揭开了序幕。

在欣赏老师与他人的辉煌成就之时，我牢记自己要在医疗事业上不断开拓进取的理想，不断尝试创造新的科技成果，以回报国家和人民的养育之恩，以及他们寄予的厚望。

1980年3月，我第三次进修。这次是到上海市新华医院成人骨科学习，时间为一年。带教老师是著名骨科专家胡清潭、姜为民、苏国礼等教授，我主要向他们学习了"镍钛记忆钉固定技术""全髋关节置换术""脊柱侧弯畸形哈氏棒固定术"等先进的技术和方法。在掌握了这些新医术后，我又专门到显微外科、小儿骨科进行紧张学习，并专程到上海瑞金医院、上海市第六人民医院、上海市第九人民医院等医疗单位参观学习，从而全面提高了显微外科、小儿骨科的临床诊治医术水平。

1981年3月，我圆满地完成了在上海新华医院的进修深造任务，带着"镍钛记忆钉固定技术""全髋关节置换术""脊柱侧弯畸形哈氏棒固定术"等新技术回到单位。

第三节　从医工作的三个阶段

我从事骨伤科工作均在广西中医学院的两个附属医院，1964～1971年在第一附属医院工作，1972年以后在第二附属医院（现瑞康医院，下同）工作，1999年后兼在第一附属医院仁爱分院工作。我从事医疗工作的经历大体分为三个阶段。

第一阶段：1964～1975年。主要从事骨伤科综合工作，随后从事骨伤科临床工作，跟随广西著名中医骨伤科专家梁锡恩主任医师7年，学习他擅长的骨折内功巧力整复手法、骨伤三期用药原则与方法、破伤风的中药内治法、四方散与五方散的外用，以及他独创的腰功操，并较好地将之掌握和运用于临床。这时期，我将引进的中西医结合小夹板固定治疗骨折技术应用于临床。

第二阶段：1976～1988年。主要学习、应用、引进新技术，从事手法、中药应用，学习与使用中西医结合诊治方法，选择性从事手术临床工作等。同时与李桂文教授创建广西中医学院第二附属医院综合病房与门诊，以及骨伤科危重病例中西医结合抢救工作及临床研究工作。

第三阶段：1989～至今。主要从事脊柱慢性病损与脊柱相关疾病的临床和研究工作，以提高疗效为目标，不断总结经验，改进诊疗方法，并加以推广应用。

第二章

行医早期骨伤临床经验

第一节　骨折治疗经验

一、传统中医方法治疗骨折回顾

传统中医方法治疗骨折，适用于各部位与各类型骨折，手法整复、小夹板固定、中药内治或外用、功能锻炼等，对绝大多数骨折，具有骨折对位较好、愈合快、疗程短、功能恢复好、患者痛苦少、并发症少等优点。

整复原则："早、一、好"，即整复时间越早越好。最理想的时间是在伤后4小时内进行，此时患者局部肿胀不严重，对疼痛不太敏感，有利于手法整复。如不在理想时间整复，患者来诊后也要在全身与局部允许的情况下尽早整复。整复时尽可能争取一次成功，因为多次整复容易伤及筋脉。整复要求以功能对位为主，对线要好，不强求解剖对位，要以日后恢复功能与能参加体力劳动为目标。

固定原则："牢、适、少"。即固定要牢固，患者感觉要舒适，在不影响牢固的前提下，固定材料使用要少一些。固定尽可能用轻便的杉木树皮或竹片，或硬纸板做的外固定小夹板，不超关节外固定；关节内或靠近关节处骨折采用超关节固定。

练功原则："早、常、好"。即练功时间越早越好，一般整复以后马上能开展功能锻练，坚持经常性的良好的练功方法。早期以肢体肌肉收缩活动为主，中期可做关节活动，后期做生理范围内的各种活动。

内服中药原则："破、和、补"。即早期用活血化瘀、消肿止痛之法；中期用和血生新、续筋接骨之法；后期用滋补肝肾、舒筋通络之法。

二、中西医结合治疗四肢骨折总结

四肢骨折是常见的意外损伤之一。据国内文献统计，四肢骨折患者可占就诊骨折患者半数以上。我科（广西中医药大学骨伤科）自1966年1月至1970年2月，住院骨折患者共计709例，其中四肢常见骨折522例（占73.62%），应用中西医结合治疗取得较好疗效，在此系统总结273例。

（一）临床资料

1.性别、年龄、职业　男性185例，占67.77%；1~17岁患者138例，占50.55%；学生和未入学儿童149例，占54.58%；工人和农民共77例，占28.21%。

2.骨折种类及年龄分析　上肢以肱骨髁上、尺桡骨、桡骨远端骨折占大多数，下肢以股骨干、胫腓骨骨折占大多数。肱骨髁上骨折患者全部在18岁以下。在肱骨干、股骨干、胫腓骨及尺桡骨双骨折中，未成年者占较大的比例，达59.46%。肱骨外科颈骨折以老年患者占比例较大。

3.**骨折类型及合并症** 有各骨干上、中、下各部位的骨折，有外展、内收及屈曲等类型骨折，以及横断、斜形、螺旋形、粉碎性等类型骨折。多数为闭合性，开放性骨折仅11例。合并神经损伤者12例，合并脱臼者2例，多发性骨折17例。

4.**伤后至就诊时限** 伤后4小时内或12小时内接受整复处理者分别为总数的21.48%和49.08%，即多数患者未能在理想时间内及时得到整复处理。

（二）治疗方法

治疗的总原则：固定与活动统一，局部与整体兼顾，筋与骨并重，手法与药物结合，医生与患者合作。

1.**手法复位** 整复时间越早越好，多在入院4小时以内进行。个别严重肿胀的骨折，如股骨干骨折，应先行抬高患肢做皮肤牵引，内服外敷中草药，一般3~5天，待肿胀略消，再行整复。

整复要求：尽量达到解剖对位或近于解剖对位，有些骨折达到功能对位（即对位在1/2～2/3，成角＜10°）即可。

常用的整复手法：切摸寻骨、扳伸提按、捏挤分骨、折顶回旋、摇摆牵抖等。

麻醉选择：较严重的移位骨折，采用普鲁卡因局部浸润或神经阻滞麻醉，或腰麻。对一般移位不多的新鲜性骨折（在4小时以内者），采用口服与外擦十一方酒的方法。

X线应用：除一些较复杂的骨折外，一般不在X线下整复。

2.**夹板加垫固定** 在不影响气血流通及患肢舒适的前提下，要求固定牢固；在不影响牢固的前提下，要求固定范围尽量小一些。

材料选择：选用具有一定弹性及韧性的杉木皮或三合板制成平直夹板；压垫选用旧报纸或卫生纸，根据肢体形态及骨折移位需要，做成梯形、圆顶形、塔形、高低形等形态。夹板与压垫均按患者肢体长短、形态及骨折要求，随时快速制作使用。

固定形式：骨干骨折采用不超关节的夹板加垫固定；关节内或靠近关节的大部分骨折采用超关节夹板加垫固定；对无移位或轻度移位的股骨骨折，或有移位的此类骨折，在手法整复成功后，采用夹板加垫固定再加皮肤牵引的方法。对严重重叠移位骨折或极不稳定型股骨干及胫腓骨干骨折，使用夹板加垫固定再加骨牵引的方法。本组病例仅有3例选用了骨牵引。

解除外固定时间：治疗达临床愈合时即解除外固定。

3.功能锻炼　骨折修复的不同阶段，在不引起骨折移位的前提下，要求功能锻炼越早越好。锻炼方式以自动锻炼为主。早期以肌肉收缩活动为主，中期以关节活动为主，后期可在生理承受范围内进行各种锻炼。

4.内服外敷中草药　根据中医学辨证论治和伤科特点，一般按"破、和、补"三期用药原则，适当内服中草药。初期用复元活血中草药；中期用陈术四物汤加骨碎补、自然铜、合欢皮、川续断等；后期用六味地黄汤加减。

外用药：骨折初期外敷冬青叶（捣烂）或白药膏；中期外敷五方膏；后期用千斤拔、豆豉姜、鸡血藤、宽筋藤、防风、艾叶等煎水外洗。关节内骨折，用五色花叶（或根皮）加生姜适量，捣烂，酒炒外敷。

5.开放性骨折的处理　新鲜开放性骨折（在12小时内），伤口用生理盐水冲洗，彻底清创，继用十一方酒冲洗，然后进行骨折整复。较大伤口（2cm以上者）做一期缝合，小伤口缝合，伤面湿敷十一方酒或直接外敷白药膏包扎，夹板固定，内服清热解毒中药。为了预防破伤风，常用玉真散3~9g内服，一般服一天即可。必要时用破伤风抗毒素1500U皮试后肌内注射。

［附方］

（1）复元活血汤：桃仁、红花、当归、穿山甲（代，后同）、大黄、柴胡、天花粉、甘草。

（2）陈术四物汤：陈皮、白术、当归、川芎、白芍、熟地黄、桃仁、红花。

（3）六味地黄汤：熟地黄、云茯苓、山茱萸、泽泻、怀山药、牡丹皮。

（4）白药膏：煅石膏粉1000g，花生油250g，加适量凡士林拌匀备用。用于伤口处，可将药膏高压消毒（或把花生油、凡士林煮沸后加入石膏粉搅拌），冷后备用。

（5）五方膏：大黄、泽兰、桃仁、红花、乳香、没药、当归尾、土鳖虫、川续断、无名异、杜仲、骨碎补、制马钱子、苏木、自然铜各等分，研为细末，凡士林调敷。

（6）十一方酒：三七、血竭、琥珀各120g，生大黄、当归尾、红花、泽兰、没药、骨碎补、桃仁、乳香、制马钱子、川续断、杜仲、土鳖虫、苏木、自然铜、无名异、重楼（七叶一枝花）各150g，三花酒15kg，浸泡3~6个月，备用。

（7）玉真散：生附子、天南星、防风、白芷、天麻、羌活各30g，研成细末，密封备用。

（三）疗效分析

1.复位效果　判定标准与国内重点医院采用者类同，分为优、良、尚可及差四级。解剖复位或近于解剖复位无成角者为优；功能对位1/2~2/3、成角＜5°者为良；近于功能对位或皮质对位、成角＜10°者为尚可；有重叠、旋转及成角＞10°者为差。

273例中，在整复前位移或成角移位不严重，自然处于优或良标准者为总数的43.59%。经整复后符合优及良标准者达93.41%。仅3例整复效果不满意。其中一例为10岁男孩，伸展型肱骨髁上骨折，断端向内后重叠；一例为男性成人，左开放性尺桡中段骨折，断端重叠，于伤后第5天就医；一例为57岁女性，左侧外展型肱骨外科颈骨折，断端向内上重叠，并发同侧柯莱斯（Colles）骨折，于伤后第4天就医。

2.临床愈合效果　临床愈合的判定标准与国内重点医院所拟标准基本相似，重视临床实践观察。①解除外固定后局部无压痛及纵轴击痛，局部无异常活动。②去夹板后2~5天，经一般活动，局部无畸形改变。③上肢骨折患者的肌力（以握力为准）应达健侧的60%，能做盥洗、进食等接近于常人的一般操作。下肢骨折患者的肌力（以蹬力为准）应达健侧的60%，能做短距离的弃拐步行。④必要时辅以X线检查，一般均已有中等度骨痂生长。⑤2例愈合缓慢的成年工人，均为机器压伤所致的尺桡远端骨折，一例为开放性，成角移位明显，一例尺骨断端重叠。经上述方法治疗后，分别于106天和89天达到临床愈合。

3.功能恢复情况　对市内及郊区附近病例进行了随机追访。随访距出院时间最长者为4年3个月，最短者为3个月，平均为2年6个月。共随访70例，其中肱骨外科颈骨折3例，肱骨干骨折4例，肱骨髁上骨折10例，尺桡骨骨折14例，桡骨远端骨折12例，股骨粗隆间骨折5例，股骨干骨折4例，胫腓骨骨折18例。

功能恢复判断标准：与国内重点医院采用者类同。

优：外观正常，功能正常（活动与健侧之差≤5°），局部无症状，恢复原工作。

良：外观微有畸形，功能轻度受限（活动差6°~20°），日常工作、生活无明显影响，恢复原工作。

尚可：外观中度畸形，功能受限（活动差21°~30°），恢复轻工作，局部酸痛。

差：畸形连接，功能受限（活动差30°以上），不能工作，常痛不适。

结果：70例中优及良者共67例，占总追访例数的95.7%，尚可者3例，占4.3%。

4.治疗中的并发症　除7例呈现轻度水疱、2例出现皮疹、1列出现风团、2例有压疮迹象外，未发现其他并发症。此类现象一经发现，采取措施即迅速消除。

（四）体会

1.常见骨折的中西医结合疗法及其理论早在20世纪60年代初已得到国际广泛重视。近年国外也有人对"制动才能愈合"一类观点提出异议，认为固定的目的在于防止愈合不良，而非防止不愈合。连续过度的牵引则可使愈合延迟。主张运用未伤及的肌肉、韧带的功能来阻止软组织萎缩，维持局部张力，帮助局部血液循环。实践证明，中西医结合治疗骨折，在整复、固定、牵引、功能锻炼等方面，都具有骨折对位好、愈合快、疗程短、功能好、患者痛苦少、医疗费用少和并发症基本消除等优点。本组病例进行治疗的特点以徒手复位、平直夹板加垫固定、内服中草药、对股骨及胫腓骨骨折以皮肤牵引为主，使处理方法更为简便，同样收到了良好的疗效。

2.治疗中适当内服、外敷中草药可起到辅助作用。中草药在骨折愈合过程中所起的作用，目前尚不十分明了。据临床与实验研究报道，已知某些具有行气散瘀、活血生新、续筋接骨功能的中草药对加强骨折端血运、清除凝血块与代谢分解物、促进纤维组织形成都有一定作用，可加速骨折的愈合。这方面的确切机制是亟待研究阐明的问题。

3.本组病例如将儿童多发的肱骨髁上骨折患者除外，则其余病例总数的70.46% 年龄在11~49岁，提示四肢常见骨折对学习和工作有一定影响。另外认为，骨折后4小时内或12小时内争取早期整复，疗效较好，本组病例尚有半数以上未能在理想时间内得到处理，这些都是在四肢常见骨折防治方面应引起重视的问题。

（五）回归分析

1. 本文是我于1971年参加全国中西医结合工作会议的材料，参加该会展览会展览，于1978年《广西中医药》第3期发表，这是我公开发表的第一篇论文。

2. 第二作者洪流，真名是广西中医学院生理教研室徐守东教授，时任广西中医学院院长王野舟亲自委派他到附院协助我整理材料，历时一个半月完成定稿。

3. 本文所介绍的临床资料，对各类骨折患者的性别、年龄、病程、病情、骨折部位及并发症等做了分析，以手法整复、小夹板固定、内服外敷中草药、功能锻炼四大原则指导治疗，进行相应疗效观察及分析，提供了珍贵的客观数据。

三、中药内治法治疗骨折并发症、后遗症经验

骨折并发症、后遗症多由于骨折对位对线不良，或伤后缺乏相应的功能练习，或劳累过度，或感受风寒湿邪等引起，其临床表现比较复杂，中医辨证治疗具有很好的效果。骨折后遗症是伤后数月仍存在的症状，多表现为虚证，以肾虚为主，兼夹瘀、夹湿、夹寒，总的治疗原则是补肾祛瘀、通络。强调辨证论治，随症加减，以收到应有的效果。

（一）辨证分型

1. 气血瘀滞型　肢节麻痛或剧痛难忍，夜间为甚，多见于中老年人，局部轻度肿或不肿，舌红，苔薄或薄白，脉细数。

治则：活血散瘀止痛。

方药：痛安汤（丹参18g，白芍12g，两面针12g，田三七9g，降香9g，煅龙骨30g，炙甘草5g）加土鳖虫6g，路路通9g，炮穿山甲（代）5g，白花蛇舌草12g。

2.阴虚肺热型　患肢肌萎缩，皮肤干燥、龟裂，气力不足，或气喘，咳嗽痰少，腹胀，口干，舌红，苔薄白，脉细弱。

治则：滋阴润肺理脾。

方药：生地四物汤加桑白皮12g，石斛12g，麦冬12g，百合12g，沙参12g，党参12g，怀山药15g。

3.风寒湿痹型　多为关节骨折或脊柱骨折后遗症，局部疼痛，怕冷，与天气变化有关，舌胖、淡红，苔白腻，脉细滑。

治则：祛风散寒胜湿。

方药：舒筋汤（当归12g，羌活6g，赤芍12g，白术12g，海桐皮12g，甘草5g）加独活12g，细辛3g，防风5g，土茯苓15g，千斤拔15g。

4.气阴失调型　患肢无力，自汗，畏寒，舌淡苔白，脉细弱，此多为阳虚；患肢无力，灼热，畏热，盗汗多，舌红苔白，脉细数，此多为阴虚。

治则：补气敛阳（阳虚），益阴固表（阴虚）。

方药：阳虚者补气敛阳，方用四君子汤（党参12g，白术12g，茯苓12g，甘草5g）加浮小麦12g，麻黄根12g，北黄芪15g，合欢皮12g；阴虚者益阴固表，方用大补阴丸（熟地黄12g，龟甲15g，知母6g，黄柏6g，猪脊髓12g）加石斛12g，五味子6g，麻黄根12g。

5.肝肾亏损型　症见骨折迟缓，愈合或不愈合，局部酸痛，腰腿酸软，头晕眼花，舌淡，苔白，脉沉细。

治则：滋补肝肾。

方药：阴虚用六味地黄汤（熟地黄12g，怀山药15g，山茱萸12g，泽泻12g，牡丹皮12g，茯苓15g）加五味子6g，乌药12g；

阳虚用附桂八味丸（六味地黄汤加附子6g，肉桂3g）加巴戟天12g，菟丝子12g，杜仲12g。

6.骨蒸劳热型　肢节胀痛发热，或兼手足心发热，舌红有瘀斑，苔黄，脉细数。

治则：养血健脾，疏肝清热。

方药：丹栀逍遥散（牡丹皮12g，栀子12g，柴胡12g，白芍12g，枳壳6g，桑枝15g，地骨皮12g，当归12g，桑白皮12g）加石斛12g，麦冬12g。

（二）煎服法及注意事项

上药用法：水煎服，每天1剂，分2次口服。如病情有变化，可适当辨证加减。每3～5天复诊一次，连续观察1个月左右。

（三）临床经验

1.肢体皮肤干涩削脱　脾肺血燥。

治则：滋阴凉血

方药：生地四物汤加桑白皮12g，石斛12g，麦冬12g，甘草5g。

2.肢节肿胀僵硬　脾不健运。

治则：健脾祛湿。

方药：四君子汤加祛湿药。

3.肢体无力　气虚湿重。

治则：补气祛湿加补气利湿。

方药：补中益气汤（人参5g，黄芪12g，当归12g，橘皮12g，升麻9g，柴胡9g，白术9g，炙甘草5g）。

4.肢体麻木　血虚风乘。

治则：养血祛风。

方药：四物汤加全蝎6g，蜈蚣1条，地龙6g，独活12g，羌活6g。

5.阴雨作痛　瘀血未尽，复感寒湿之邪。

治则：散瘀祛寒湿。

方药：独活寄生汤加减。

6. **劳累作痛** 伤后过劳。

治则：补气血祛瘀。

方药：八珍汤加田三七9g，西洋参12g。

7. **肢节胀痛抽搐** 瘀血未尽，风乘扰乱。

治则：祛瘀解痉。

方药：芍药甘草汤加丹参15g，赤芍15g，土鳖虫6g，当归尾12g，牛膝12g，木瓜12g。

8. **肢节胀痛发热** 骨蒸劳热，头痛、手心热、舌尖红。

治则：清热祛瘀。

方药：丹栀逍遥散（柴胡12g，当归身9g，白术9g，白芍12g，茯苓12g，甘草5g，牡丹皮12g，栀子12g）加肉桂3g。

烦躁不眠、尿少，用导赤散（生地黄15g，竹叶9g，木通6g，生甘草5g）。

9. **肢体自汗或盗汗** 阳虚（自汗）或阴虚（盗汗）。

治则：自汗补阳，盗汗补阴。

方药：自汗，四君子汤加小麦12g，麻黄根12g，北黄芪15g，合欢皮12g；盗汗，大补阴丸（熟地黄12g，龟甲15g，黄柏6g，知母9g）加石斛12g，五味子6g，麻黄根12g。

10. **肢节麻痛、剧痛难忍** 瘀邪未尽，又加瘀阻。

治则：和血祛瘀止痛。

方药：痛安汤（丹参18g，白芍12g，两面针12g，煅龙骨20g，田三七9g，降香9g，炙甘草5g）加白花蛇舌草12g，葛根12g，细辛3g，何首乌12g，土鳖虫6g。

11. **脏躁** 脏腑失调。

治则：调理脏腑。

方药：五脏养生解毒汤（莲子15g，枸杞子15g，炒薏苡仁

15g，百合 15g，黑枣 15g，绿豆 15g）加小麦 15g。

12. 骨折迟缓愈合或不愈合

治则：壮筋接骨。

方药：脊髓康 [鹿角胶 9g(另烊)，补骨脂 12g，炮穿山甲（代）5g，北黄芪 20g，何首乌 15g，红花 6g，川芎 12g，肉苁蓉 12g，土鳖虫 6g，路路通 6g，土茯苓 15g，鸡内金 9g，甘草 5g] 加西洋参 8g，田三七 9g，陈皮 9g。

第二节　外伤重症治疗经验

1. **闭证**　此证多见于脑震荡或脑挫伤、毒血症脂肪栓塞综合征等病邪炽盛者。表现为神志不清或烦躁不安，面颧潮红，二便不通，汗出不畅，两手握固，血压偏高或正常，舌质红绛，苔灰黄，脉弦细或弦数有力。

治则：清心开闭，祛邪解毒。方用通窍活血汤（川芎 9g，赤芍 12g，红花 6g，桃仁 12g，鲜生姜 9g，老葱 9g，红枣 9g，麝香 0.05g）加石菖蒲 9g，钩藤 9g，金银花 9g，蝉蜕 4g，泽泻 12g，或加服安宫牛黄丸 1 粒（分 2 次送服）。

【典型病案】

周某，女，19 岁，住院号：49403。1986 年 6 月 22 日入院。患者于入院前 9 小时因骑车不慎摔倒，头与右肩受伤，当即昏迷。入院时呈昏迷状态，时而烦躁，脉搏 86 次 / 分，血压 98/60mmHg，无呕吐，无肢体瘫痪，两瞳孔等大等圆，对光反射迟钝，伤后未解大小便。

诊断：①脑挫伤；②左锁骨骨折。

按常规处理，予镇静、脱水、抗感染、留置导尿管等治疗。一天后患者转嗜睡，烦躁不安，面颧潮红，无汗，两手握拳，二便不通，舌质红绛，苔灰黄，脉弦数，脉搏96～104次/分，血压（100～120）/（60～70）mmHg。拟加中药治疗，按闭证处理。以通窍活血汤加减，水煎服。2剂后患者神志清醒，比较安静，脉搏82次/分，血压（100～106）/60mmHg。再按前方加减服用5剂，症状消失，精神良好。后按常规处理左锁骨骨折，痊愈出院。

2. 脱证 此证多见于创伤性休克、出血性休克等。表现为正气衰脱，表情淡漠或时烦时闷，面色苍白，四肢无力或厥冷，两手撒开，多汗，或有二便失禁，血压偏低，舌质淡或红，苔白或灰或无苔，脉细弱、虚或细数无力。

治则：扶正固脱，祛痰解毒。偏阴脱者用生脉散（人参9g，麦冬12g，五味子6g）；偏阳脱者用参附汤（人参12g，附子8g），再加红花6g，田三七9g，金银花10g，蝉蜕5g，丹参18g。必要时行输液、输血等对症治疗。

【典型病案】

罗某，男，2岁半，住院号6667，1978年5月2日入院。

诊断（入院）：头皮血肿并感染。入院后予抗菌药物治疗，局部外敷消肿膏后头皮血肿略消，但近日来患儿头痛咽痛，并出现右大腿红肿热痛，体温40℃，寒战，大渴，大汗，精神萎靡不振，四肢末梢发凉，胸腹部有出血点，二便尚可，舌质红，苔黄无津，脉细数无力。抽血化验，红细胞由入院时的3.2×10^{12}/L降至1.2×10^{12}/L，白细胞1.37×10^{11}/L，尿常规无异常。

拟诊：脱证（热毒内陷伴阴脱证）。

用生脉散加附子6g，金银花12g，连翘9g，水煎服，日服一剂。西药同前。患处外敷三黄膏。两天后患者精神状况好转，体温38.5℃，四肢转温，大便硬。按原方加减再服5剂，诸症消失，痊愈出院。

第三章

关注脊柱与四肢慢性病损

第一节　脊柱与四肢慢性病损的发病特点与诊治

当今社会，人们的生活节奏越来越快，承受着生活与工作多方位的压力与挑战，劳动强度增加，生活、工作、学习方式发生了很大变化，人类的疾病谱也随之发生了很大的变化。作为慢性损伤多发病——脊柱慢性病损，其发病也具有一些新的特点。

一、基本特点

1.脊柱慢性病损患病率上升　据有关资料显示，成人群体确定为此类病的患者占发病总数的21%～30%，有症状但未达到疾病程度的占50%～60%，两者合起来达71%～90%。该类疾病的原因主要与工伤、车祸、伏案过度、环境污染、气候变化，特别是生活、工作、学习方式的变化相关。

2.**脊柱相关疾病群确立** 20世纪80年代以后，国内外对此病的研究逐步升温，发现脊柱相关疾病达100多种，纳入此疾病群研究的有76种。

3.**脊源性亚健康状态** 20世纪末、21世纪初，随着人体亚健康概念的提出，脊源性亚健康也颇受医学界关注，有资料报道，其发生率为60%～80%。脊源性亚健康状态是人体亚健康的重要部分，应积极研究其成因、机制、诊断与防治问题，提出客观的诊断指标与治疗方法。

二、脊柱难以承受的外界刺激

1.脊柱有颈曲、胸曲、腰曲、骶曲四个生理曲度，它们之间密切关联，是人体重要活动功能的基础。如不适当地低头伏案，或持久弯腰矮坐，就容易引起脊柱各个生理曲度的改变，从而出现相应的病症。

2.脊柱有支撑整个躯体、保护内脏、传导（内含脊髓神经、自主神经、动脉、静脉等）、活动的功能。如果脊柱的结构与功能受损，其支撑、保护、传导功能受到影响，波及相关脏器与组织，就会出现相应的病症。

3.脊柱上接延髓，下接骨盆，上为生命中枢，下为泌尿、生殖等器官所居之地。如果这些相关联部位的组织受损，则存在互为因果的关系，导致出现相关的临床表现。

三、不良习惯对脊柱的影响

1.不当体位姿势与体力活动

（1）不当的体位姿势：不当或过久低头、弯腰、伏案、单边或单向活动。

（2）缺少或不当体力活动：缺少经常性有效的体力活动或锻炼，或体力活动不注意方法、强度与时间等。

2. 不当摄入酒、烟、茶、海味、盐等 过多饮酒损害肝脏与软骨，过多吸烟损害肺与皮肤，过多饮浓茶损害脑神经，过多进食海味（产生过量尿酸）损害骨膜与结缔组织，饮食多盐容易损害肾与骨等。

3. 现代一些用具的负面影响 手机电磁波容易伤及脑、耳、心脏、颈椎，电脑微波强光及长时间伏案工作容易伤及脑、眼、手、颈背，长时间端坐、四肢持久工作、作息无常容易伤及腰、前列腺、泌尿生殖系统、肠胃，久睡柔软、弹性过大的软床容易伤及腰曲、腰骶关节、髋关节、盆腔脏器。

四、脊柱慢性病损发病前的隐形表现

1. 躯干与四肢不明原因的酸、累、痛。

2. 单边足底长茧。

3. 鞋子单侧磨损。

4. 写字手无力，字写歪了。

5. 养宠物狗，牵狗后腰背痛。

6. 习惯性甩头，颈椎关节异响。

7. 脊柱出现歪斜影。

8. 睡枕常感颈肩部不适。

9. 中老年人爬山后胸闷。

10. 跷二郎腿，腰臀部酸痛。

11. 穿高跟鞋后腰腿酸、累、痛。

12. 长时间蹲着钓鱼后腰腿酸痛。

13. 头颈前倾，颈肩僵硬，活动度受限。

14. 中年、少年驼背，脊柱侧弯，肩胛骨外翻。

15. 骨盆两侧髂嵴不等高；两下肢不等长；单足或双足内旋或外旋；行走偏斜。

五、脊柱病损类型及伴随症状

1. **忧郁型**　多并发于颈胸椎病损患者。多见抑郁性神经症，精神不振或精神紧张，纳呆，头痛昏沉，失眠，心慌，心烦易怒，睡眠不足，多梦，睡中易醒，甚至嗜睡，精神萎靡，懒散，记忆力减退，与外界沟通能力下降，与同事关系不协调，心态失衡，做事无度。

2. **疲劳型**

（1）全身疲劳：多并发于颈、胸、腰多段病损患者。自觉全身无力，倦怠，少气懒言，头晕耳鸣，腰酸腿软，行走气喘，心慌，心悸，食欲减退，活动容易出汗，夜尿次数多而清长，天气变化容易感冒，工作效率低。

（2）脑疲劳：多并发于颈椎病损引起脑缺血的患者。大脑常有空虚感，眩晕眼花，注意力不集中，健忘，看书、看电视则头晕想吐，有耳出风感。

（3）心疲劳：多并发于胸椎中上段病损的患者。心中空虚感，胸闷胸痛，心慌心跳，脉搏过快或过慢，快走或上下坡时心悸气喘。

（4）肢体疲劳：多并发于腰骶段病损的患者。双下肢易感疲惫，行走困累，周身不适，活动迟缓，有时可出现类似感冒的症状，或下肢轻度瘀肿。

3. **消化不良型**　多并发于胸椎下段病损的患者。食欲减退，对各种食品缺乏食欲，以油腻为著，无饥饿感，有时可能出现偏食，食后消化不良，腹胀，大便性状改变，便秘或溏烂，大便次数减少或增多等。

4.**内分泌失调型** 多并发于腰骶段病损的患者。精神或体重或嗜好出现异常，对外界刺激反应敏感或迟钝，血糖波动，体形多偏胖或偏瘦，小便不畅甚至尿频、尿急，易自汗或夜间盗汗；较重者，在容器中排尿容易起泡沫，且泡沫停留时间较久；妇女可出现月经紊乱或闭经。

5.**慢性疼痛型** 多并发于脊柱病损初期的患者。颈、肩、背、腰、腿酸累，甚者夜间疼痛，影响入眠，白天影响生活与工作，活动后痛减，症状与天气变化略有关系，常有劳损史。

6.**性功能障碍型** 多并发于腰骶段及臀部病损的患者。性功能减退，性冷淡，功能性不育，常伴头晕耳鸣、腰酸腿软、失眠多梦、身疲体倦、情绪异常、步态迟缓等。

六、脊柱慢性病损的防治

1.预防与保健

（1）保持良好的姿势：脊柱平衡是保持良好姿势的基本要求。根据"顺生理，反病理"的原则，在日常生活中，人体的姿势有走、站、坐、卧的基本方式，通过改善不良姿势，在生活、工作、学习、活动中可达到调理保健的作用。

（2）加强有氧活动与体育锻炼：注意根据年龄与体质选择活动锻炼的内容、方式、强度与时间。

（3）有益的饮食调节：食谱合理，定时、定量，中老年人应重视食物的选择及饮食总量的控制。

此外，现代生活、工作、学习用具及用品的选择与合理使用，以及预防、保健、美容、康复项目的选择，也是非常重要的。

2.**常用治疗方法** 包括手法、牵引、练功、药物、针灸、理疗、手术等，可根据病情合理选择。

第二节　脊柱病损的学术观点

一、脊柱整体观

脊柱相关疾病学与体现人体整体观的理论基础源于中医，其阴阳五行学说、经络学说、脏腑理论与现代全息学说、生物信息学说、人体生理病理学一脉相承。如中医认为，肺主气、司呼吸、主皮毛、主肃降、与大肠相表里，心与小肠相表里，肝与胆相表里，充分体现了人体的整体观念，把人体作为一个有机的整体来考虑。即人体与周围环境之间通过新陈代谢来保持动态平衡，人体的脏与脏之间、脏与腑之间、腑与腑之间通过经络气血的联系相互依存、相互制约，保持人体的动态平衡和静态平衡，从而达到人体的阴阳平衡。临床也证明，医者通过调整患者背部的脊柱、督脉、足太阳膀胱经，治疗小儿消化不良、习惯性便秘、腹泻、慢性胆囊炎、妇女痛经、月经不调等，均收到显著疗效。

二、脊督一体论

两千年前的《黄帝内经》对脊柱、脊髓形态已有认识，而对脊神经及行走于脊柱旁的交感神经是用"经脉"这个词论述的。《灵枢·经脉》曰："经脉为始，营其所行，制其度量，内次五脏，外别六腑。"而督脉行走于脊柱中线，《素问·骨空论》曰："督脉者，起于少腹以下骨中央……绕篡后，别绕臀，至少阴与巨阳中络者，合少阴上股内后廉，贯脊属肾，与太阳起于目内眦，上额交巅，上入络脑，还出别下项，循肩髆内，夹脊抵腰中，入循膂络肾。"《灵枢·经脉》曰："督脉之别，名曰长强，挟膂上项，散头上，下当肩胛左右，别走太阳，入贯膂。"《难经·二十八难》

曰："督脉者，起于下极之俞，并于脊里，上至风府，入属于脑。"指出督脉行走的方位及其与足太阳经、少阴经相互联络的关系。

督脉总督手足之阳经，而手足阳经行走方位与现代脊神经支配区基本一致。《素问·气府论》在论述"脊椎法"时还指出："督脉气所发者二十八穴：项中央二，发际后中八，面中三，大椎以下至尻尾及旁十五穴。"明确指出脊柱旁开的十五穴是"督脉气所发"。因此，《黄帝内经》以后，历代文献论述督脉穴位及足太阳膀胱经在脊柱旁的穴位主病，均为督脉所发的疾病。同时，还指出督脉与脑、头面、五官、咽喉、胸、肺、心、肝、脾、肾、胃肠及生殖器官的联系，这些部位病变都与督脉、脊柱有关。临床实践表明，足太阳膀胱经及四肢的腧穴可治疗许多内脏疾病。

西医学的研究是从脊神经及交感神经与内脏器官的关系来认识脊源性疾病的。督脉的循行类似脊神经的走向，足太阳经行走于脊柱正中旁开1.5寸，类似交感神经在脊柱旁的位置；其分支行于脊柱正中旁开3寸，几乎与脊神经后支的皮神经通路相一致。中医学有关督脉、足太阳经（背部）穴位与相关脏腑器官病变关系的论述，应是中国传统医学对脊源性疾病的认识史。根据历代经验确认的督脉、足太阳经穴位的主治病变，与现代脊源性病变相对照，即可发现是大同小异的，与我国传统医学经络理论中的足太阳膀胱经穴位分布（有许多）是不谋而合的（如心俞、肺俞、胆俞、胃俞、肾俞等）。

我国推拿、按摩等治疗方法门派众多，历史悠久，有坚实的临床实践基础和丰富的经验，这也是中医经络理论走向现代化的一个重要途径。

三、病理"六不通"论

脊柱相关疾病是脊柱力的平衡失调引起脊柱失稳、关节错位，压迫神经、血管引发的内脏功能紊乱综合征。脊柱失稳，小关节紊乱、错位，椎旁周围软组织痉挛，致使椎旁微循环障碍，血行不畅。气血不足，肝肾亏虚，肝脏功能失调，进而引起经脉、肌肉、筋膜、骨髓失荣，互为因果，导致疾病的发生，多属于中医的痹证、痰证、痉证等范畴。

临床可以将其归纳为六不通理论：不正不通、不顺不通、不松不通、不动不通、不调不通、不荣不通。

1.**不正不通**　各种原因引起脊椎失稳，导致脊椎两侧肌力失衡，微小关节移位，运动不协调，发生椎体滑脱、椎骨解剖位移。位移后的椎骨刺激其周围神经、血管、软组织等，引起这些神经、血管等支配的器官功能紊乱，出现一系列与脊柱相关的疾病。

2.**不顺不通**　脊柱失稳，引起肌肉痉挛，筋骨脱槽，骨关节错缝，关节移位，肌纤维膜紊乱，韧带出现钙化或骨刺等，压迫或牵扯交感神经，引起自主神经紊乱，发生脊柱相关疾病。

3.**不松不通**　脊柱周围肌肉、韧带等软组织损伤，伤侧椎旁肌肉痉挛，进而使关节突关节、钩椎关节或椎体边缘韧带及肌腱附着点等充血、水肿、纤维性变，致使肌肉、韧带、关节囊等粘连，形成瘢痕，伤侧椎旁软组织挛缩，进一步加重脊柱力学平衡失调，引起疾病发生。

4.**不动不通**　脊柱周围软组织损伤，累及所属肌肉及其相关联的肌群，引起反射性和保护性收缩，出现肌痉挛。肌痉挛又可破坏身体的协调和力学平衡，引起脊柱不正，引发脊柱相关疾病。

5.**不调不通**　脊柱失稳，周围软组织痉挛，刺激相应的脑神经、脊神经、血管、软组织等，引起自主神经功能性紊乱，出现脏腑功能不调、血液供应不足等一系列临床表现。

6.**不荣不通**　脊柱失稳，小关节紊乱、错位，周围软组织痉挛，脊柱周围血管受损、痉挛，脊髓、神经根和周围组织供血不足，缺血缺氧，引起皮肤枯燥、不够荣泽等症状。

四、姿势失衡论

（一）脊柱是人体良好姿态的基础与必要条件

脊柱是人体的中心基轴，又有框架结构的特点，能支撑身躯头颅，承上接下，保护内脏，加上脊柱有四个生理曲度，是人体功能活动的基础。

脊柱内含脊髓、神经、血管等重要组织，是人体全身网络的能量库，一旦脊柱结构与平衡失调，或内容物受刺激，就会引起诸多本身病症或脊柱相关疾病，特别是神经系统与内脏的病变。

（二）骨盆、髋关节、膝关节、足弓是良好姿态的必要条件

骨盆是脊柱坚强的底座，骨盆是否居正位及其结构形态是否正常，直接影响到脊柱的稳定性与应有的功能。同时，骨盆的结构形态也直接影响两侧髋、膝、踝关节的稳定与功能。此外，骨盆是养护下一代的宝地，如果骨盆结构与形态异常，会直接影响生殖系统与泌尿系统的功能而出现病症。

髋、膝、踝关节与足弓是保持人体静态、动态平衡的关键。下肢的大关节要负担全身之重，关节的灵活性直接影响四肢的功能，如这些功能和结构形态异常，就会出现相应的病症。

（三）不良生活、工作姿态致病的原因与表现

1. 直接原因　体位不正与失衡。人体在静止或活动时，本身不良的姿态多为直接原因。①行走：低头收胸，两肩不动，身躯倾斜，下肢内八或外八。②坐：盘腿、坐位过矮。③蹲：过久。④弯腰：过度过久。⑤伏案：过低过久。⑥单侧或单向活动过度。⑦强迫某一体位生活与工作。⑧活动时姿态失衡，甩头闪腰。⑨外伤后遗症。

2. 间接原因　①酗酒、吸烟，过食海鲜。②气候、环境的影响。③炎症波及。

（四）脊柱不良姿态引发的症状与疾病

1. 综合损害　生活、工作姿态不良，损害多个组织器官。①电脑综合征，损害脑神经、视力、上肢及手腕部、颈背部。②司机综合征，损害腰骶、骨盆、颈肩背、上肢及胃肠系统。③沙发综合征，损害腰椎、骶椎、髋部、背部。④软床综合征，损害腰骶部、颈背部。⑤高跟鞋综合征，损害腰骶部、骨盆、踝关节等。

2. 隐形病症　由于姿态不良引起人体的损害，症状不重或不在直接损害部位出现的症状，也常称为亚健康状态。

3. 几种好发姿态病损症状

颈部：头颈前倾，颈肩僵硬。

胸部：少年轻度驼背，肩胛骨外翻，胸椎轻度侧弯畸形。

腰骶、骨盆：腰椎轻度旋转移位，骨盆轻度倾斜，臀部肌肉失衡，长短腿。

髋膝部：关节软骨损害，轻度"O"形腿，髌骨轻度上移、下移或旋转移位。

足部：足底筋膜炎，足弓变形。

4. 严重不良姿势所致的疾病

胸椎、腰椎、骶椎、四肢关节疾病：颈椎病、胸椎侧弯畸形、腰椎间盘突出症、腰椎管狭窄症、膝关节疾病、骨质增生症等。

脊柱相关疾病：颈源性头晕、头痛，血压异常、心律失常、失眠、胸闷、胃脘痛、糖尿病、忧郁症、疲劳症、性功能障碍症、痛经、内脏功能紊乱等。

（五）不良姿势病损的防治

1. 预防为主，防治结合，及时诊治。

2. 改变生活、工作、学习中不良姿态，保持人体静态与动态平衡，这些都是保持健康姿态的关键。

3. 调节饮食，防止进食对骨骼、神经、血管及内分泌系统有损害和对体重、体形有影响的食品。

4.重视行走、站立、蹲坐、躺卧的良好姿势，注意搬、拿、扛重物的正确姿势。

5.多做顺应生理变化的活动、有氧运动（运动时不觉难受），锻炼塑身，注意体形保健。避免做过分、过多、过久的单向、单边低头及弯腰、旋转等活动。

6.适当选择健身与保健项目。

7.不良姿势病损的治疗方法，可采用正骨推拿、牵引、功能锻炼、药物疗法、针灸理疗、手术等，根据病情选择。

五、生物力学原理应用

脊柱生物力学研究是从20世纪80年代兴起的。1986年，法国学者 Cortel 和 Dubousset 研究脊柱侧弯的矫形，剖析了脊柱的冠状面、矢状而和横断面三维结构产生的屈曲拉伸、侧弯和轴向旋转6个运动自由度，提出三维空间理论。1983年，德国学者 Louis 从脊柱形态解剖的静力平衡稳定观点出发，提出三柱理论，他认为双侧的关节突关节和椎体间的椎间盘各自连接成一个柱。1986年，国内学者郭世绂则用"一个由放射性且具弹性及收缩力的绳索牵引使其伸直的旗杆"来比喻脊柱和脊柱周围肌肉之间的关系，并认为如其中一部分肌肉特别是与脊柱相邻者被切断，则脊柱必将倾斜。1990年，美国学者 White 提出影响脊柱力学稳定的缓冲带问题。1999年，美国学者 Przybylski、Welch、Jacobs 认为影响脊柱稳定的还有一个"边缘性区域"。荷兰学者 Bedzinski 和 Wall 曾以模型研究为基础，试图测定腰部脊柱的运动，他们根据等色花纹绘制作用于腰部脊柱轮廓上的主要应力分布图，发现腰部脊柱轮廓应力分布取决于腰部脊柱前凸指数和骶骨的倾斜度。德国学者 Ulrich 等通过对脊柱旋转离体标本进行实验发现，"矢状面不稳定及显著旋转不稳定性是腰部脊柱传统骨折的特有体征"。脊柱损伤涉及比较复杂的生物力学问题，需要骨科、神经科和放射科医生多方面合作，对脊柱的损伤机制、解剖结构和稳定性进行全面评估。

脊柱的损伤有屈曲型、伸直型、旋转型、侧弯型和压缩型，但在脊柱运动学和运动节段受力分析的研究中显示，这些传统的关于脊柱运动的说法并不能透彻地阐明脊柱的力学和损伤机制。传统的屈伸并不是单一的运动，它包含着两种运动方式，即在一个平面内的平移和旋转，所以，只用一种位移评价损伤机制就显得过于简单了。一个运动节段的2个自由度中的任何一个都有伴随的力或弯矩，运动学的研究表明，耦合形式在脊柱的大部分区域都是固有的，发生损伤时，不同运动节段在三维空间的方向改变了这些耦合的类型。

分析作用力的关键是确定旋转的瞬时中心。瞬时中心指示了运动节段在受力时发生变形的特点。例如，垂直的力作用在旋转中心的前方引起屈曲，同一个力作用在旋转中心的后方则发生过伸。所以，在分析损伤机制时，必须考虑受累运动节段的2个自由度及其在不同力作用下瞬时中心的改变，然后分析作用力和力矩的特点。一般地讲，在日常生活的损伤中，作用力都有一些倾角，相对于垂直的直角坐标系中的三轴之一 X、Y、Z 轴。由于脊柱的生理曲度不同，脊柱的不同节段发生的损伤类型也不尽相同。由于骨韧带复合体在刚度和能量吸收方面的差异，运动节段的骨韧带复合体的断裂点可能是这些力的作用比例、方向和数值的函数。这一事实可以解释在文献中关于骨和韧带哪部分先断裂的争论，例如，关于齿状突骨折和齿状突横韧带断裂的争论。

六、治疗"六通"论

在治疗脊柱相关疾病上以"通"为用，正则通、顺则通、松则通、动则通、调则通、荣则通，以达到以"通"止痛的目的。

1. **正则通**　脊柱关节错缝、小关节微小移位、脊柱侧弯及反张等，治疗应纠正移位，恢复脊柱中枢的骨性平衡。使用韦氏脊柱整治手法复位，纠正错位的椎骨，能解除其对周围的神经、血管、软组织的刺激，使骨正筋柔，经脉通畅。

2. **顺则通**　脊柱骨关节错缝，必然造成脊柱及其周围肌纤维紊乱、肌肉组织挛缩、筋翻、筋缩等，治疗应理顺肌纤维组织，恢复肌腱的正常力学结构。使用韦氏循经点按、舒顺理筋等手法，可理顺肌纤维，疏通气血。

3. **松则通**　筋缩、肌痉挛或椎旁软组织粘连，影响脊柱活动度和局部微循环，加重疼痛及对交感神经的刺激。治疗应充分松解肌纤维粘连及挛缩筋膜，疏通气血运行通道，使肌肉及神经组织得到充分的濡养。

4. **动则通**　肌痉挛或椎旁软组织粘连，脊柱活动功能受限，小关节活动不利，治疗应首先纠正错位关节，恢复关节活动度。被动运动关节，有助于解除粘连，增长肌力，改善血液及淋巴循环，从而促进关节周围组织血肿、水肿的吸收消散。

5. **调则通**　不正、不顺、不松、不动均会造成脏腑功能不调，进而形成恶性循环，使气血生化不足，治疗应注重调理脏腑。如脾胃为气血生化之源，调理脾胃，气血生化充足，则气血通畅，全身组织得以濡养。

6. **荣则通**　气血循环不畅，脏腑功能不调，则气血生化不足，肝脏、经脉失去濡养，进而椎旁组织、神经、血管、内脏器官不荣，失去正常的生理功能。治疗应以调理脏腑，结合对症手法，补益气血、健脾益肾为首要。

第三节　脊柱影像学检查的阅片程序与口诀

一、X线平片阅片基本程序与口诀

1.**腰椎正位片**　一看轴线，二看两边，三看数量，四看"猫眼"。

[注解] 一看轴线：如中轴线有异常，多见于脊柱侧弯。二看两边：一边看关节突关节，模糊不清可能是强直性脊柱炎；一边看椎体边缘，唇状改变可能为骨质增生。三看数量：就是看5块腰椎骨，如增多、减少就是异常表现；再找异常的原因，如胸椎腰化，或腰椎骶化，或骶椎腰化。四看"猫眼"：X线平片显示单个椎体像一只猫头鹰的头部，眼睛是椎弓根，棘突像鼻子，横突像耳朵；骨质疏松严重者"眼睛"变黑，"眼眶"变薄；如肿瘤转移到椎骨，则"眼睛"阴影消失。

2.**腰椎侧位片**　一看弧线，二看椎间，三看局部，四看骶边。

[注解] 一看弧线：正常腰椎弧线向前突，有病损者，弧线变直反张或加深。二看椎间：椎间隙变窄多为椎间盘变性，椎间孔变窄多为骨质增生所致。三看局部：主要看骨质增生、破坏及肿瘤等。四看骶边：腰骶角正常为37°～43°，小于37°称为垂直骶椎，大于43°称为水平骶椎。

3.**腰椎骨盆平片**　一看盆线，二看关节间，三看闭孔，四看骨小梁。

[注解] 一看盆线：正常髂骨两侧等高，有病损时两侧不等高。二看关节间：正常骶髂关节与髋关节间隙正常，两侧等基等宽，有病损时此关节间隙宽窄不一。三看闭孔：正常两侧闭孔等大，有病损时两侧闭孔大小不一，闭孔小的一侧骨盆外旋，闭孔大的一侧骨盆内旋。四看骨小梁：主要看股骨头与颈部骨小梁是否完

整，有病损时骨小梁破坏且不完整。

4.颈椎正位片 一看轴线，二看边，三看横突，四看钩突尖。

[注解]一看轴线：看中轴线与水平线是否垂直，如不垂直，可能有病损。二看边：主要看颈椎两侧有无增生或破坏。三看横突：主要看颈1、2、6、7横突是否过长，过长者为先天性变异，可引起横突综合征。四看钩突尖：钩突尖变长，是病损的表现。

5.颈椎侧位片 一看弧线，二看椎间，三看局部，四看腭枕线。

[注解]一看弧线：正常颈曲弧线向前突，有病损者弧线变直反张，或加深，或弧线中断。二看椎间：如椎间隙变窄，多为椎间盘变性。三看局部：主要看局部是否有骨质增生、前后丛韧带或项韧带是否钙化等。四看腭枕线：从腭线后缘至枕骨下缘连一直线，称腭枕线，正常时颈2齿状突顶点不超过这条线，超过者为颅底凹陷症。

6.颈椎开口位片 看寰枢间。

[注解]主要看寰枢关节间隙是否对称、等宽，误差大于3mm称为寰枢关节半脱位。

二、CT平片阅片基本程序与口诀

1.一般片 一看定位，二看方位，三看椎管内，四看占位。

[注解]一看定位：就是看病变定位于哪个椎骨。二看方位：就是分清上下、左右、前后。三看椎管内：主要看髓核是否突出、突出物大小、对硬膜囊的压迫程度，侧隐窝是否狭窄、神经根是否受压、黄韧带是否增厚、椎管是否有狭窄。四看占位：就是看椎管内外是否有占位性病变。

2.加强片 一看定位，二看方位，三看小关节，四看周围。

[注解]一看定位：就是看病变定位于哪个椎骨。二看方位：就是分清上下、左右、前后。三看小关节：就是看两侧小关节

面是否清晰对称、两侧关节角的角度是否等大，一般误差应小于
10°。四看周围：就看关节周围是否有异常。

三、MRI片阅片基本程序与口诀

1. **纵切面片**　一看定位，二看方位，三看椎管内，四看占位。

[注解]一看定位：首先选择中间切线，再定左右位切线。二看方位：就是分清上下、左右、前后。三看椎管内：看椎管内本身宽度、脊髓、马尾、脑脊液、硬膜囊、后纵韧带、黄韧带是否异常，椎间盘的髓核是否突出、部位与程度，硬膜囊压迫与程度等。四看占位：就是看椎管内外是否有占位病变。

2. **横切面片**　一看定位，二看方位，三看椎管内，四看占位。

[注解]一看定位：看定位顺序切面。二看方位：就是分清上下、左右、前后。三看椎管内：根据纵切面的异常情况再看相应横切面情况，突出物大小、对硬囊压迫程度，侧隐窝是否狭窄、神经根是否受压、黄黄韧带是否增厚、椎管是否狭窄。四看占位：就是看椎管内外是否有占位性病变。

第四节　脊柱与四肢检查要点

（一）一般检查

1. 体格检查

要求：系统全面，检查部分暴露，与健侧对比。

基本方法：望、触、叩、听（望、闻、问、切）。

程序：全身与局部检查、特殊试验、肌力检查、神经系统检查等。

体位：站位或坐位或卧位。

记录：按程序记录。

检查：按情况选择影像、超声波、血常规、大小便常规等检查。

2. **全身检查**

项目：神志，姿态，面色，运动，感觉，血运；口鼻，瞳孔，脉搏，舌质、舌苔；头颅、胸腹情况等。

3. **局部检查**（含上下肢、脊柱、骨盆、胸腹等）

望诊：局部姿态，关节活动度，肌肉变化（肿胀、痉挛），皮肤颜色。

触诊：痛觉，皮肤温度、弹性，结构（异常）、淋巴结（肿大）。

叩诊：痛觉，虚音及实音。

听诊：骨关节摩擦音、骨传导音等。

测量：肢体长短、周径、角度。

特殊试验：特有的体征。

（二）肌力检查

1. 分级

0级：肌肉完全瘫痪，肌肉无收缩能力。

Ⅰ级：肌肉轻微收缩，但不能活动关节。

Ⅱ级：关节或肢体可轻微水平移动，但不能对抗地心引力。

Ⅲ级：关节或肢体可对抗地心引力抬动，但不能抗阻力。

Ⅳ级：关节或肢体能对抗阻力，但较正常者弱。

Ⅴ级：正常。

2. **检查**　检查肌收缩、平衡移动、抬高、抗阻力情况。

（三）神经系统检查

1. **一般检查**　以望、触为主。先健侧，后患侧，进行对比。

2. **感觉检查**　检查减退、消失、过敏等异常。

浅感觉：痛觉、温觉、知觉检查。

深感觉：位置觉、震动觉检查。

综合觉（皮层）：重量、实体、二点识别、图形检查。

神经恢复征象：异常区缩小，由近至远，浅快深慢，痛、温、知觉顺序。

神经再生现象（Tinel 征）：由远至近，局部麻刺或蚂蚁爬感。

感觉障碍类型：根性、干性、末梢、脊髓、脑等。

脊髓节段与脊椎节段关系：颈髓节数 = 颈椎节数 − 1，上胸髓节数 = 上胸椎节数 − 2，下胸髓节数 = 下胸椎数 − 3，腰髓 1、2 节相当于第 11 胸椎水平，腰髓 3、4、5 节相当于第 12 胸椎水平，骶髓 1 ~ 5 节相当于第 1 腰椎水平，尾髓相当于腰 2 下缘水平。马尾神经于腰 2 以下到骶管，分布于下腹、肛周，呈鞍状。其损伤诊断包括大小便异常，两下肢不全瘫，鞍区感觉迟钝等。

3. 反射检查

（1）生理反射：生理反射按 5 级记录。正常、消失（−）、迟钝（＋）、活跃（＋＋）、亢进（＋＋＋）。

①浅反射

腹壁反射：用钝物由外向内、由上到下划，观察皮肤收缩情况。

提睾反射：用钝物划股内侧皮肤，观察睾丸收缩情况。

肛门反射：用钝物划肛门皮肤，观察肛门收缩情况。

②深反射

上肢：肱二头肌、肱三头肌、肱桡肌的肌腱反射。

下肢：膝、跟腱反射。

（2）病理反射：病理反射按 2 级记录：正常为阴性（−），异常为阳性（＋）。

霍夫曼征：弹刮患者中指指甲，其他指动为阳性。

巴宾斯基征：用棉签划足底外侧，足踇趾背伸为阳性。

髌阵挛：自髌骨上缘向下速推，髌骨抽动为阳性。

4.自主神经检查（皮肤、毛发）

划纹试验：白色——交感神经兴奋；红色——副交感神经兴奋。

5.周围神经检查

桡神经损伤：上肢伸肌萎缩或腕下垂。

正中神经损伤：拇指对掌功能丧失，大鱼际肌萎缩，桡侧三指感觉迟钝。

尺神经损伤：爪形手，四指不能内收与外展，小鱼际肌萎缩。

股神经损伤：屈髋无力，股四头肌萎缩，膝腱反射消失。

坐骨神经损伤：足下垂，不能背伸与内外翻，皮肤感觉迟钝。

（四）躯干与四肢关节活动度检查

1.躯干活动度（成人）正常值

颈部活动度：正常颈活动度为前屈、后伸各35°～45°，左右侧屈各45°，左右旋转各60°～80°。

颈曲的距离及弧度：颈部前后弯曲距离是3～5cm凹陷，颈曲正常弧度平均为18°。

胸骨下角和胸围正常值：两侧肋弓于中线相接，构成向下开放的胸骨下角，正常为90°～120°。正常成人的胸围不应小于身长的一半，男性平均85cm，女性平均79cm。

男、女脊柱的平均长度：男性脊柱长约70cm、女性脊柱长约65cm，其长度可因姿势不同而略有差异，老年人的脊柱略短一些。

腰部活动度：正常腰部活动度为前屈90°，后伸30°，左、右侧屈各20°～39°，旋转30°。

脊柱力线：立位背后观察脊柱，从枕骨到骶骨的沿线，应通过颈椎、胸椎和腰椎的全部棘突。立位侧面观察脊柱，正常可看到四个生理弧度，即颈椎前凸、胸椎后凸、腰椎前凸和骶椎后凸。

骨盆力线：指骨盆两髂前上棘或髂后上棘既无高低、亦无前旋或后旋的正常骨盆线。

腰骶角：骶骨平面水平线与骶1上终板所成的夹角称腰骶角，正常为37°～43°。

骨盆倾斜角：即男、女骨盆的倾斜度，系指正常骨盆入口与地平面所成的角度，最大68°，最小34°，平均51.2°，临床常采用骨盆倾角测量器测量。

耻骨角和耻骨弓：耻骨联合部下端与左右耻骨下支构成的角称为耻骨角，男性为70°～75°，女性为90°～100°；男性为锐角，女性为钝角。其结构接近直角结构，亦称耻骨弓。

2. 四肢关节活动度（成人）正常值

（1）上肢

上肢力线：指正常上肢重力传导主要经过的路线，包括肱骨头中心、肱骨外髁和桡骨头。

肩关节及其活动度：肩部关节包括肩肱、肩胛胸壁、肩锁和胸锁四个关节；肩肱关节一般简称肩关节。肩关节可以做外展90°、内收45°、前屈90°、后伸45°、上举180°、内旋45°～70°、外旋45°～60°、环旋360°的活动。

肱骨颈干角：正常为130°～140°，如角度减小，见于肱外翻。

携带角：指伸直肘时前臂向外偏斜的角度，亦是肱骨纵轴线和尺骨纵轴线的下方夹角，正常为5°～15°。

肘前倾角：指肱骨滑车与肱骨小头二者连成一块，与肱骨长轴形成向前倾斜的角度，正常为30°～50°。

肱骨角：指肱骨纵轴线和肱骨肘关节面连线的外侧角，正常为38°～85°。

肱骨髁间角：指肱骨髁间连线和肘关节面连线的夹角，正常为10°～15°。

肱骨小头前倾角：指肱骨纵轴线和肱骨小头中心的夹角，正常为25°～45°。

肱骨长轴延长线的临床意义：在人体标准解剖位置上测量肱骨长轴延长线，正常是不通过同侧眼睛的，当肩关节脱位时则该线可以通过眼睛。

上臂长度：正常成人男子上臂平均长33.1cm，成人女子上臂平均长29.9cm。

肘线与肘三角：肘线与肘三角是由肱骨内、外上髁及尺骨鹰嘴突之三点连线组成。当伸肘180°时，这三点构成一条直线，称肘线；当屈肘90°时构成等腰三角形，称肘三角。脱位时，肘线与肘三角均发生化。

上肢和前臂长度：正常成人平均上肢长度，男性约77.6cm，女性约70.5cm。平均前臂长度，男性约28.5cm，女性约25.9cm。

前臂旋前、旋后活动度：前臂旋前及旋后各是90°，但也有人只能旋前至70°。

桡骨下端掌侧、尺侧倾斜度：指桡骨下端关节面直线与腕关节面水平线的夹角。正常掌侧倾斜为10°～15°，尺侧倾斜为20°～25°。

腕关节屈曲、背伸活动度：正常腕关节掌屈为85°，背伸为80°。

腕尺距离：通常以头状骨头部中央（即旋转中心）与尺骨纵轴延长线的垂直距离为腕尺距离，正常应为第3掌骨高度的0.3±0.03，如该距离减小，说明腕骨向尺侧平移。

腕关节测量法：第4、第5掌骨头的切线延长不应该通过第3掌骨头，如通过第3掌骨头者称为掌骨征阳性。第3掌骨的纵轴延长与桡骨远侧关节面相交，正常中立位时，此交点至第3掌骨基底的距离等于第3掌骨高度的0.54±0.03，此比率即代表腕高。腕高减小时，称为腕关节塌陷。

（2）下肢

髋臼角：又称为髋臼指数，成人为10°，新生儿为30°，周岁小儿为23°，2岁小儿为20°，髋臼发育不良者可高达50°～60°。

下肢长度：正常成人男子下肢长约88.2cm，女子长约81.8cm。下肢直接长度指股骨大转子顶点到外踝最低点的长度，下肢间接长度指髂前上棘至内踝的长度。

股部长度：正常成人男子股部平均长约40.7㎝，女子长约37.1cm。

髋关节正常活动范围：髋关节正常情况下可做屈曲、伸直、内收、外展、内旋、外旋等活动。其活动度大致是屈曲130°～140°，伸直180°，超伸10°～15°，内收20°～30°，外展30°～45°，内旋40°～50°，外旋30°～40°。

人体直立时重力线：正常人体直立时的重力线，前面观，通过髌骨中点垂线落在第一、第二趾间；后面观，重力线通过腘窝中央落在跟腱和跟骨中央。

股内角：指两踝切线与股骨干纵轴在内侧形成的角度，正常为90°～110°。

髌股关节角：正常为100°～110°，大于此角为髌骨高位，小于此角为髌骨低位。临床上利用此角的大小可判断髌股关节的关系是否正常。

CE角：正常为30°左右，CE角的改变常见于髋关节半脱位及全脱位。

　　林顿（Linton）角：指骨折线与股骨干纵轴的垂直线所成的角度。林顿角小于30°，骨折线剪力小，愈合率高；林顿角大于50°，骨折端不能发生嵌插，故有移位，愈合率较低。

　　股骨颈最小横径和股骨头颈轴：股骨颈最小横径平均为31.1mm。股骨头颈轴平均为89.2mm。

　　股骨干颈角：正常为127°～135°。

　　膝关节活动范围：正常膝关节可做内旋、外旋、屈曲、伸直等活动。

　　小腿至足部长度：正常成人男子平均长约47.5cm，女子平均长约44.7cm。

　　胫骨角：指胫骨关节面切线与胫骨纵轴线外侧的夹角，正常为85°～100°。

　　踝穴及诸骨间距：胫骨下端内侧向下的骨突称为内踝，后缘向下的骨突称为后踝，腓骨下端向外突出的部分称为外踝，三者构成踝穴。踝穴诸骨间距是3～4mm。

　　踝关节活动范围：正常踝关节可做背伸、跖屈、内翻、外翻等活动。

　　足弓：内弓正常为113°～130°，外弓正常为130°～150°，后弓正常为16°以上。

第五节　脊柱与四肢慢性病损整治手法特点

　　脊柱与四肢慢性病损整治手法是在多年、临床数十万人次观察、应用的基础上发展起来的，其主要手法特点如下。

　　1. 以中医基本理论为指导　采用中医的整体观、"天人合一"、治未病、辨证论治、异病同治、同病异治等作为理论指导。

2. 以中医手法为基础，融入国内外特色手法　采用传统手法，结合近代中医的正骨八法（摸、接、端、提、按、摩、推、拿）和当代按摩六法（摆动类、摩擦类、挤压类、叩击类、振动类、运动类）手法，并融入国内外特色医疗保健手法。

3. 结合现代解剖学、生理学、病理学与生物力学原理　结合当代应用解剖学知识与生理、病理学原理，不但为临床定位诊断、实施手法治疗提供了客观依据，而且利用生物力学原理减轻了医生的体力消耗，提高了手法疗效。

4. 以客观指标作为手法定量标准　以手法定位、定向、规范步骤、患者感觉作为客观定量标准。

5. 手法操作特点　手法"顺生理、反病理"，用力"轻、巧、透"，安全显效。患者无痛苦，乐于接受。

第六节　脊柱与四肢慢性病损中药内外治法特点

一、中药内治法特点

中药内治法，是脊柱与四肢病损的主要治疗方法之一。根据中医内治法的基本原则与方法，结合脊柱与四肢慢性病损的临床表现，总结内治法特点如下。

1. 脊柱重视补肾通督，四肢重视补脾利节　中医认为肾主骨，脊柱是督脉通路，脊柱病损的病机是"肾亏督阻"，治则应重视"补肾通督"。四肢为脾所主，四肢病损为脾失健运、肢节不利，治则应重视补脾利湿、舒筋通络。

2. 对因与对证治疗结合　脊柱与四肢病损多属慢性病损，病因有外在因素，也有内在因素，临床表现复杂，常出现多种症候群，所以要对因与对证结合，采用辨证论治、同病异治、异病同治等方法，灵活施治。

3. 分期与分型治疗结合　脊柱与四肢慢性病损有明显外因者，其早、中、晚期临床表现不同，故可分期治疗。对一些病因不明显的，可按症候群分型治疗。

4. 重视对二便的诊查与辨证　脊柱与四肢慢性病损患者大便异常多分虚实，小便异常多分寒热，同时要辨其颜色之别与五脏之属，结合主证论治。

5. 扶正驱邪，整体和谐　治疗脊柱与四肢慢性病损患者，总体要求是扶正气、祛邪气，以达到身体的整体平衡和谐。

二、中药外治法特点

治疗脊柱与四肢慢性病损患者，常用的中药外治法包括粗粉烫疗、片剂外洗、膏散剂外敷、酒剂外擦等。

1. 区别使用　中药外治法多选择局部症状如痛、肿、瘀、痹等明显的患者使用。

2. 分三期施治　临床根据症状，一般分为早、中、晚期用药。

3. 慢性损伤以温通为主　慢性病损多余邪未尽，兼夹风寒湿之邪，治疗应以祛瘀、散寒、通经为主。

第四章

骨骼应用解剖特点与临床

第一节　颈椎

一、颈椎应用解剖特点

1.**颈椎**　颈3～颈7椎体横径大于矢状径，椎管呈三角形，横突有孔，内有椎动脉通过，棘突分叉，有钩椎关节，两个椎骨间构成5点联结，保持内在平衡，即关节突关节2点、钩椎关节2点、椎间盘1点。颈1也称寰椎，无椎体，无棘突。颈2也称枢椎，椎体形成齿状突，棘突特大，颅骨至颈1与颈1、2之间无椎间孔。

2.**颈脊神经根**　颈脊神经根分为后支与前支。后支分布于骨关节、肌肉、皮肤，其中颈1神经后支分布于枕部，称枕下神经，在风府穴附近；颈2神经后支分布于两枕外粗隆外后部，称枕大神经，在风池穴附近。前支组成神经丛，颈1～颈4神经前支组成颈丛，分布于头颈部与肩上部，其中颈2、3神经前支在耳后侧从后到前称枕小神经与耳大神经；颈5～颈8神经加胸1神经前支组成臂丛，分布于肩下部与腋部，颈6神经分布于拇指及食指桡侧，颈7神经分布于中指及食指尺侧、无名指桡侧，颈8神经与胸1神经分布于小指及无名指尺侧。颈1、2神经无椎间孔保护，易受直接损伤。脊神经根为混合支，上端以运动神经为主，下方两侧以感觉神经为主。颈4～颈6脊髓节段发出神经纤维进入颅腔后，与副神经脊髓根统称副神经，支配斜方肌段与胸锁乳突肌。

3.椎动脉 为锁骨下动脉分支，左右各一支，多数进入颈6横突孔，往上至颅腔，与两侧椎动脉汇合，组成椎－基底动脉，主要分布于脑干（延髓、脑桥、中脑）、小脑、大脑枕叶及内耳（内听动脉）；还有分支到脊髓，组成前动脉（2条）、髓后动脉（1条）。由于颈部活动关系，在椎动脉的上段（即颈1、2处）形成4个近90°的弯曲，中段（颈5处）形成1个弯曲。

4.颈交感神经 由胸髓与上段腰髓节段发出交感神经纤维，一般进入颈6横突孔，沿椎动脉壁上行至颅腔居下丘脑（自主神经中枢），其分支以链形式可到钩椎关节附近，分支到上肢动脉壁，交感神经主干、分支及链属于交感神经干。

神经节：颈上神经节，呈梭形，长约2cm，相当于颈2、3水平，分布于侧眼部、咽部，以心脏浅丛为主；颈中神经节，是神经节中最小的，相当于颈5、6水平，以分布于甲状腺、食管、气管、心脏浅丛为主；颈下神经节，也称星状神经节，中等大小，相当于颈6、7水平，主要分布于心脏深丛等。

中枢：交感神经中枢，一般分为2个，一个是高级中枢（也称次高级中枢），与副交感神经中枢同居下丘脑；一个是低级中枢，在胸1～腰3脊髓节段外侧柱。

5.颈段脊髓 上端接延髓，具有与延髓相似的功能。颈段脊髓所控制区域从外到内是下肢到上肢的排列。颈髓膨大，相当于颈4～颈6部位，此处椎骨与脊髓间隙相对狭窄。

二、组织损害易发病症与解剖关系

1.**神经根损害**　颈椎管横径与颈椎间孔变窄，颈神经根在颅骨至颈1与颈1、2之间无椎间孔，神经根容易直接受到损害。

2.**椎动脉损害**　在椎动脉的上段（即颈1、2处）形成4个近90°的弯曲，中段（颈5处）形成1个弯曲，所以椎动脉损害多发生在颈1、2段和颈5段。

3.**颈交感神经损害**　颈交感神经沿椎动脉壁上行至颅腔，其分支以链形式到钩椎关节附近，颈上神经节相当于颈2、3水平，颈中神经节相当于颈5、6水平，颈下神经节（星状神经节）相当于颈6、7水平，这些部位病损可波及损害颈交感神经。

4.**颈段脊髓损害**　颈段脊髓从外到内是下肢到上肢的排列，颈髓膨大相当于颈4～颈6部位，此处椎骨与脊髓间隙相对狭窄，相应部位容易受到损伤。

第二节　胸椎

一、胸椎应用解剖特点

1.**胸椎形态特点**　胸椎共有12个，其特点：①椎体切面呈心形；②椎间孔大致呈圆形；③椎弓根短而细；④关节突关节面近似额状位；⑤棘突细长，伸向后下方。胸椎的椎体自上而下逐渐增大，上部的胸椎体与相邻的颈椎相似，下部的胸椎体则类似腰椎。

2.**胸椎的关节**

（1）胸椎后关节：胸椎上关节突的关节面朝后而偏向上外方，胸椎下关节突的关节面朝前而偏向下内方。

（2）肋椎关节：肋骨与胸椎形成的关节。①肋骨小头关节：

第2~10肋，每一肋骨小头同时接触两个胸椎的肋凹而形成关节，又称"肋椎关节"。②肋横突关节：第1~10肋，每个肋结节关节面与横突肋凹构成关节。

胸椎后关节、肋骨小头关节、肋横突关节统称胸椎小关节。

3. 胸的脊神经前支　胸的脊神经前支有12对，上11对均行于肋间隙内，故称肋间神经；第12对行于第12肋的下侧，故称肋下神经。除第1对胸神经前支有纤维参与臂丛及第12对胸神经前支（约50%的人）有纤维参与腰丛外，其余的胸2到胸11等神经均不形成丛，而是各自独立行走。

4. 胸部的交感神经干　胸部交感神经干（简称胸交感干）是由胸交感神经节与节间的支连接而成。胸交感神经节的数目与胸神经相当。胸交感神经节（简称胸神经节）为不规则的扁三角形，位于胸椎椎体的前外侧面、肋骨小头处、椎前方，而最后2~3个胸神经节则位于胸椎椎体的外侧面，故胸部交感神经节的排列是由外上侧向前内下侧略倾斜，其上端连于颈下交感神经节，下端穿过横膈与腰交感干相连。其主要的分支如下。

（1）胸交感神经的支配：①位于下位7或8个脊髓胸节的中间外侧柱的神经细胞体是其中枢所在地。②节前纤维随胸神经的前根，经相应的白交通支到达交感神经椎旁节，此后形成内脏神经。③内脏神经到达腹腔神经节或其他交感神经节（如肾交感神经节）。其大部分纤维在节内交感神经元发出的节后纤维与迷走神经中的副交感纤维合并后，沿动脉周围丛到达支配的器官。

（2）心、肺、纵隔、胃、肠等内脏的神经支配

心脏：受交感神经及迷走神经支配，这些神经在心脏部位均形成丛，即心丛，位于心底部，由交感干的颈上、中、下神经节及胸1~胸4、5节发出的心支及迷走神经的心支共同组成。

肺：受交感神经和迷走神经支配，由交感神经的胸2~胸5脊髓节和迷走神经的支气管支组成，前后丛之间有广泛的相互连接，并接受心丛来的纤维。

胃：支配胃的神经有交感神经和副交感神经。胃的交感神经节前纤维起于第6～10脊髓胸节，胃的副交感神经节前纤维来自迷走神经，迷走神经是第Ⅹ对脑神经，在人类的神经中有较重要的地位。结状神经节（或称下神经节）位于颅底外侧，相当于第1、2颈椎横突的前侧，与颈上交感神经节靠近，有细支相交通。

肠：受小肠、结肠及直肠的神经支配，均有腹腔神经丛发出的神经分支分布。腹腔神经丛位于第12胸椎及第1腰椎上部的水平高度。降结肠及乙状结肠则由骶2～骶4脊髓的副交感神经支配。直肠由骶2～骶4脊髓副交感神经支配。

二、组织损害易发病症与解剖关系

1.胸椎由后关节2个、肋骨小头关节2个与肋横突关节2个，共6个小关节组成，在活动中或稍遇外力，容易引起小关节轻度错位（紊乱）。

2.胸椎脊神经前支组成肋间脊间神经，一旦小关节紊乱，容易刺激这些神经，引起胸痛。

3.胸髓节段是交感神经低级中枢所在之处，它的分支支配内脏功能，一旦该神经受损，容易出现内脏功能紊乱症状。

4.胸椎结构比较稳定，活动幅度较小，一旦遇较大外力，容易引起压缩性骨折，并易致脊髓损伤（截瘫）。

第三节　腰椎

一、腰椎应用解剖特点

腰椎由于承受体重较大的压力，故椎体较颈椎、胸椎的椎体肥厚而大。

1. 腰椎形态特点 第 1～3 腰椎上关节突间的距离较大，下关节突间的距离较小，但都呈矢状位。其横突逐渐增长，第 3 腰椎横突是所有椎骨横突中最长的。第 4 腰椎上、下关节突间的距离差别不大，横突较短。第 5 腰椎的椎体最大，前面厚而后面较薄，椎弓根扁平且宽，椎板向椎孔部稍凸入，故椎孔小；棘突是腰椎中最小者；横突最短。

2. 腰椎椎间盘 包括纤维环、髓核、软骨板。

纤维环：前厚后薄，类似一个螺旋状缠绕的弹簧，拉住上、下两个椎体，可拮抗髓核的膨胀作用。

髓核：似一个椭圆形的球，夹在上、下两个椎体之间，且略偏后侧。椎体就像压在球上活动一样。

软骨板：软骨板无血管，可承受缓冲、压力，保护椎骨，避免局部受压而发生坏死。

3. 腰脊神经 腰脊神经分为前支及后支，前支由上而下，逐渐增粗增大，腰 1～4 的前支大部分组成腰神经丛，第 4 腰神经的小部分与第 5 腰神经合成腰骶干，参与骶神经丛的组成。

腰神经后支的内、外侧支（体表投影）：腰 2～腰 4 棘突旁开 2.5cm 处分别为腰 1～腰 3 后支的内侧支；腰 5 棘突与髂后上棘之连线中点为腰 4～腰 5 后支的内侧支；腰 2～腰 5 棘突向外旁开 3.5～4cm 处为腰 1～腰 4 后支的外侧支；髂后上棘的内侧面为腰 5 后支的外侧支。就是说，在上述的棘突旁开部位阻滞麻醉，可以作为治疗的手段之一。

4. 腰部交感神经干 腰部交感神经干由腰 4～腰 5 对交感神经节组成，位于腰椎椎体的前外侧，沿腰大肌内侧缘下降，表面被深筋膜覆盖，上端经膈的内侧、腰肋弓与胸交感干相连，下端经髂总动脉后侧入骨盆，与盆部交感干相连接。

二、组织损害易发病症与解剖关系

1. 腰椎小关节呈矢状位，有利于腰椎维持较大的活动度，但也因此而稳定性较差，受外力影响，容易发生旋转移位。

2. 下腰段椎间盘负重大、活动多，其髓核位置偏后，故下腰段椎间盘突出症发病率较高。

3. 腰脊神经与鞍部交感神经干交错支配腰骶部，故腰椎病损所致腰骶部症状明显且较复杂。

4. 腰椎先天性变异发生率较高，加上负重、外力影响，各类腰痛症发病率较高。

5. 腰椎比较暴露，外伤机会较多。

第四节 骨盆

一、骨盆应用解剖特点

人类的骨盆能将躯干的重量传递给下肢，并有保护骨盆器官的重要作用。骨盆上与腰椎相连，下借髋臼与下肢骨相接。

1. **骨盆结构特点** 骨盆由3块骨连接而成（两侧为髋骨，后面为骶骨），而髋骨又由髂骨、坐骨、耻骨等组成，因此，骨盆由这些骨连在一起形成一个骨环，称骨盆环。骨盆的前面，由双侧耻骨上下支通过耻骨联合连接，构成束弓，束弓可防止上述两弓向两侧分离。

骶髂关节由骶骨的耳状面与髂骨的耳状面互相嵌合构成。此关节的关节囊较紧张，关节腔又较窄小，呈裂隙状，周围有骶结节韧带、骶棘韧带、髂腰韧带等韧带加强，故其活动性较小，有微动关节之称。

2.**骨盆的血管**　骨盆内的大血管主要有髂内动脉及静脉，髂内动脉长约4cm，在骶髂关节的高度从髂总动脉分出，然后斜向下内方行走，至坐骨大孔上缘处分为前、后两干。

3.**盆部的交感神经干**　盆部的交感干由骶部和尾部构成，位于骶骨的前面，骶前孔的内侧。上连于腰部交感神经节，下端在尾骨前面，左右交感干会合，终于单一的尾神经节。骶部交感干一般有4个神经节，体积较小，尾部只有一个尾神经节，神经节之节间支串联起来，形成交感干。

4.**耻骨联合**　在腹部前正中线下端，于阴阜皮下可摸到耻骨联合的前面和上缘。在耻骨联合上缘表面的皮肤有一条浅横沟，为耻骨沟，肥胖者或小儿较为明显，阴阜借此沟与腹部分界。立正姿势时，骨盆倾斜度正常者，耻骨联合与左、右髂前上棘三点所成的平面与人体的额状面持平。

二、组织损害易发病症与解剖关系

1.骨盆是脊柱底座，骨盆骨关节与软组织受损，可引起骨盆本身与盆腔脏器损害及脊柱病变。

2.孕妇或分娩过程中，由于耻骨联合的软骨变松软，耻骨联合可出现轻度分离，产后逐步恢复。但难产或产后下地过早或动作不平衡，可致耻骨联合分离过宽或不正常恢复而出现临床症状。

第五节　肩部

一、肩部应用解剖特点

1.**肩部关节**　肩部有四个关节，即肩肱关节、肩胛胸壁关节、肩锁关节与胸锁关节。肩肱关节是肩部的主要关节，又称肩关节，该关节与上肢、颈部、胸背部相连，上为锁骨上缘外侧1/3、肩峰；下为通过腋前、后皱襞在胸壁上的连线；前为三角肌、胸大肌间沟；后为三角肌后缘上部。肩关节的关节囊薄而松弛，下壁尤甚，附着于关节盂的周缘，上方将盂上结节包于囊内，下方附着于肱骨的解剖颈。关节囊的滑膜层包被沟内。

肩关节由肩胛骨的关节盂和肱骨头构成，属球窝关节。关节盂周缘有纤维软骨环构成的盂缘附着，加深了关节窝。肱骨头的关节面较大，关节盂的面积仅为关节头的1/3或1/4，因此肱骨头的运动幅度较大。关节囊薄而松弛，关节囊的滑膜层包被肱二头肌长头腱，并随同该肌腱一起突出于纤维层外，位于结节间沟内，形成肱二头肌长头腱腱鞘。肩关节周围的韧带少且弱，在肩关节的上方，有喙肱韧带连接于喙突与肱骨头大结节之间。盂肱韧带自关节盂周缘连接于肱骨小结节及解剖颈的下部。

2. 肩部与上肢带肌

（1）三角肌：起于锁骨外侧1/3、肩峰及肩胛冈，从前、外、后三面包绕肩关节，形成肩部膨隆，其前部肌束行向外下后方，中部肌束行向下方，后部肌束行向外下前方，三部分肌束集中成粗壮的止腱，止于肱骨三角肌粗隆。该肌受腋神经支配。

（2）冈上肌：起于冈上窝，肌束行向外侧，经喙肩韧带下方，从上方越过肩关节，止于肱骨大结节的上部。冈上肌收缩使肩关节外展。臂外展运动，首先由冈上肌启动，外展至30°时，三角肌继之，如冈上肌瘫痪，则臂外展困难。该肌受肩胛上神经支配。

（3）冈下肌：起于冈下窝，肌束行向外上，自肩关节后方跨过，止于大结节中部。其作用为使肩关节旋外。该肌由肩胛上神经支配。

（4）小圆肌：位于冈下肌下方，起于肩胛骨外侧缘（腋缘）上2/3的背侧面，纤维行向外上，从后方跨过肩关节，止于大结节的下部。可使肩关节旋外。该肌由腋神经支配。

（5）大圆肌：位于小圆肌下方，起自肩胛下角的背面，肌束行向外上，经肱三头肌长头的前方，从前下方跨过肩关节，止于肱骨小结节嵴。可使肩关节内收并旋内。该肌受肩胛下神经支配。

（6）肩胛下肌：位于肩胛下窝，起始于后肌束向外，跨越肩关节前方，止于肱骨小结节。可使肩关节内收、旋内。该肌由肩胛下神经支配。

冈上肌、冈下肌、小圆肌和肩胛下肌的抵止腱在肱骨大、小结节处，形成从前、上、后三面包绕肩关节的腱膜板，并与肩关节囊相连，起着保护和增强关节稳固性的作用，叫作肩袖或腱袖，当肩部受到剧创时，肌肉急剧收缩，可导致肱骨大结节撕脱性骨折或肩袖撕裂，引起肩关节疼痛和运动障碍。

二、组织损害易发病症与解剖关系

1.肩关节周围软组织活动频繁，容易发生退变，复加损伤，可引起缺血性炎症。

2.肱二头肌长、短头容易劳损，引起炎症反应。

3.肩关节不当旋转活动可造成肩袖损伤。

4.肩关节下方与前下方软组织结构比较薄弱，故肩关节脱位时多向下方或前下方脱出。

第六节　肘部

一、肘部应用解剖特点

肘部两侧最突出的骨点是肱骨内、外上髁，后部的隆起为尺骨鹰嘴。肘前部肱二头肌腱的内侧可摸到肱动脉搏动，为测量血压的部位。肱骨内上髁与尺骨鹰嘴之间有尺神经沟，尺神经在此部位，容易受到损伤。当肘关节伸直时，肱骨内、外上髁与尺骨鹰嘴三者呈一条直线；当肘关节屈曲90°时，三者呈等腰三角形。肘关节脱位时，以上位置关系改变，而肱骨髁上骨折时则无此变化。

肘关节由肱尺、肱桡和桡尺近侧三组关节包于一个关节囊内构成，故称为复关节。其中肱骨滑车与尺骨半月切迹构成肱尺关节，属于窝状关节，是肘关节的主体部分；肱骨小头与桡骨头凹构成肱桡关节，属球窝关节；桡骨头环状关节面与尺骨的桡骨切迹构成桡尺近侧关节，属车轴关节。关节囊附着于各关节面附近的骨面上，其前后松弛薄弱，两侧紧张增厚，形成侧副韧带。尺侧副韧带呈三角形，起自肱骨内上髁，呈放射状止于尺骨半月切迹的边缘，有防止肘关节侧屈的作用。桡侧副韧带也呈三角形，附于肱骨外上髁与桡骨环状韧带之间。此外，在桡骨头周围有桡骨环状韧带。

上臂与前臂并不在一条直线上，前臂的远侧端偏向外侧，二者之间形成一向外开放的钝角，称为提携角。肱桡关节虽属球窝关节，但只能配合肱尺关节的活动共同进行屈伸运动，配合桡尺近侧关节活动进行垂直轴的旋转运动。

二、组织损害易发病症与解剖关系

1. 对于4岁以下的幼儿，桡骨头发育不全，且环状韧带较松弛，故当肘关节伸直位牵拉前臂时，易发生桡骨头半脱位。

2. 肱骨内外髁的肌肉附着点不够牢固，肌肉频繁活动易引起局部炎症反应。

3. 肘关节囊前后松弛薄弱，受外力作用易导致肘关节后脱位，在儿童易造成肱骨远端骨折。

第七节 腕部

一、腕部应用解剖特点

腕部两侧为尺骨茎突和桡骨茎突。握拳并屈腕时，腕掌侧由外向内依次可见桡侧腕屈肌腱、掌长肌腱、指浅屈肌腱和尺侧腕肌腱的隆起。在桡侧腕屈肌腱的桡侧可摸到桡动脉的搏动，为临床上计数脉搏和诊脉的部位。

桡腕关节由桡骨下端的腕关节面和关节盘的下面形成关节窝，与舟骨、月骨、三角骨的近侧关节面联合组成的关节头共同构成，属于椭圆关节。该关节囊薄而松弛，附着于关节面的边缘，周围有韧带增强。桡腕掌侧韧带和桡腕背侧韧带分别位于关节的掌侧面和背侧面。尺侧副韧带连于尺骨茎突与三角骨之间，桡侧副韧带连于桡骨茎突与舟骨之间。

桡腕关节可做屈、伸、收、展及环转运动，其中伸的幅度比屈的小，这是由于桡腕掌侧韧带较为坚韧，使后伸的运动受到限制。另外，由于桡骨茎突低，在外展时与大多角骨抵接，因此，外展的幅度比内收小。

二、组织损害易发病症与解剖关系

尽管腕关节及腕附骨结构较严密，但由于腕部活动频繁，致使腕部损伤比较常见，如腕关节韧带炎、下尺桡关节分离、腕管狭窄粘连、正中神经受压、桡骨远端骨折等。

第八节　髋部

一、髋部应用解剖特点

1.髋关节　髋关节由髋臼与股骨头构成，是全身位置最深的关节，也是全身最完善、最典型的球窝形关节。髋关节的构造既坚固又灵活，其主要功能为负重，将躯干的重量传达至下肢，兼能进行相当范围的运动，并减轻震荡。

（1）髋臼：呈倒置环形，约占球面的2/3。其周围关节面部分称为月状面，呈马蹄形、较厚，被覆关节软骨；其非关节面部分称为髋臼窝。髋臼的非关节面部分通常被脂肪所占据，随着关节内压力的增大或减少，移动性脂肪在屈曲时被吸入，伸直时被挤出，以维持关节腔骨压力的平衡。

（2）股骨头：股骨头朝上前内，除顶部稍显扁平外，全体呈球状。股骨头除股骨头凹外，均为关节软骨所覆盖，但其厚度并非均匀一致。与髋臼相比，股骨头的关节面较大，因而活动范围也大。

2.关节囊和韧带

（1）关节囊：髋关节的关节囊近侧附着于髋臼边缘、髋臼盂缘及髋臼横韧带；远侧在前面止于转子间线，向下到达小转子，后面在股骨颈中外1/3交界处，故股骨颈前面和后面内侧的2/3在关节囊内。关节囊的纤维由浅层纵行纤维及深层横行纤维构成。

（2）韧带：髋关节有髂股韧带、耻股韧带、坐股韧带、轮匝韧带与股骨头韧带包绕，韧带大而坚，可加强关节的稳定性，但髋关节前后侧韧带较薄弱。

3.肌肉　髋关节周围的肌肉较多，是维持髋关节的重要因素之一。直接覆盖关节囊和关节韧带的肌肉与肌腱，如臀小肌覆盖在关节囊上面，闭孔外肌靠近关节囊的下面及股骨颈，髂腰肌肌腱在关节囊下部的下面。在关节囊前面，由内向外为耻骨肌、腰大肌及髂肌，少数髂肌纤维止于关节囊；在髂肌的外面为股直肌，其覆盖于髂股韧带的上端和耻股韧带的侧部；股直肌的外面为阔筋膜张肌。关节囊后部有梨状肌、上孖肌、下孖肌、闭孔内肌及股方肌等。髋关节的外侧，臀中肌、臀小肌及阔筋膜张肌是有力的外展肌，其前部纤维同时可以帮助髋内旋。

4.**血供** 髋关节的血供由臀上动脉、臀下动脉、旋股内侧动脉、旋股外侧动脉、闭孔动脉供应，有时接受股深动脉及阴部内动脉的关节囊支供应。其中旋股内侧动脉、旋股外侧动脉尤为重要。旋股外侧动脉贴近关节囊，沿转子间线上行，发出一支进入关节囊，沿股骨颈上行，供应股骨头和股骨颈的前部。旋股内侧动脉在转子间嵴沿颈部发出后上行，其分支进入头部，如果此血管受到损伤，将引起股骨头缺血性坏死及继发损伤性关节炎。

营养股骨头的动脉有支持带动脉、股骨滋养动脉和头凹动脉三组。支持带动脉是供应股骨头血供的主要来源，有3～4条，由旋股内、外侧动脉发出，分为后上、后下及前侧三组，前者最大，也最为重要，它们沿滑膜深面上行，在接近股骨头的边缘穿入，然后转弯约45°至股骨头中央，与股骨滋养动脉及头凹动脉吻合。股骨滋养动脉从股骨干髓腔内上行至股骨头。头凹动脉由闭孔动脉的后支发出，当骨化中心延伸至股骨头凹时，头凹动脉经髋臼横韧带下方沿股骨头韧带进入股骨头，营养股骨头凹附近；随着年龄增长，头凹动脉营养的范围有所增加；当股骨头与股骨颈之间的骺软骨板骨化后，头凹动脉与支持带动脉之间发生吻合，由此可见年幼者容易发生股骨头缺血性坏死。

5.**神经支配** 分布于髋关节的神经有4条，分别为前方的股神经及闭孔神经分支，后方的来自臀上神经及坐骨神经的分支，其中闭孔神经在髋关节的分布范围最广。这些神经常随血管一同进入髋关节。

二、组织损害易发病症与解剖关系

1.髋关节是全身最大的关节，周围肌肉丰厚，承受人体大重量及吸收大外力，一般外力不易致伤。

2.髋关节的关节囊比较松弛，受力不平衡易造成滑膜嵌顿或滑膜炎。

3.股骨头血液供应较差，一旦受某些因素影响，如外伤、过量或持久使用激素药物、过量饮酒等，容易引起股骨头缺血性坏死。

第九节　膝部

一、膝部应用解剖特点

膝关节由股骨内侧髁、股骨外侧髁、胫骨内侧髁、胫骨外侧髁及髌骨构成。

1.膝关节结构特点

（1）关节囊：关节囊较宽大、松弛，周围有韧带加强。

（2）韧带：主要有髌韧带、腓侧副韧带、胫侧副韧带、前交叉韧带和后交叉韧带。

髌韧带：关节囊的前壁有髌韧带，它是股四头肌腱在髌骨下的延续，下连胫骨粗隆。

腓侧副韧带：起自股骨外上髁，止于腓骨头，为圆索状。膝关节伸直时该韧带紧张，屈曲时松弛。

胫侧副韧带：起自股骨收肌结节处，止于胫骨内侧髁内侧，分为浅、深两层，胫侧副韧带由前纵行纤维、后上斜行纤维和后下斜行纤维组成。当伸膝时，此韧带向前方滑动，屈膝时向后方滑动。

交叉韧带：即前交叉韧带和后交叉韧带，两者互相交叉，连于股骨和胫骨之间。前交叉韧带起自胫骨髁间隆起的前方及外侧半月板的前角，后交叉韧带起自胫骨髁间隆起的后方，向前内上止于股骨内侧髁的外侧面。屈膝时后交叉韧带紧张。

（3）半月板：在关节囊内，股骨与胫骨内侧髁关节面之间有内侧半月板，股骨与胫骨外侧髁关节面之间有外侧半月板。内侧半月板较大，呈"C"形；外侧半月板较小，呈"O"形。两块半月板都由纤维软骨构成，周缘较厚，与关节囊的纤维层紧密相接，内缘较薄而游离。半月板可加深关节窝的深度，使两骨的关节面更相适应，减少运动时的震动和摩擦。由于半月板可随着膝关节的屈伸而在股骨内、外侧髁上滑动，因此在膝关节突然剧烈运动时容易损伤半月板。

（4）滑膜囊和滑膜襞：关节囊的滑膜层非常宽阔，在髌骨上缘突出于关节腔外，位于股四头肌与股骨下端之间，称为髌上囊。在髌骨下方两侧，滑膜层折叠为双层结构，内容脂肪组织突入关节腔内，称为滑膜襞。

2. 与膝关节有关的骨骼肌

（1）股四头肌：股四头肌的作用：①伸膝关节；②膝半屈位时，维持膝关节的稳定；③膝关节活动过程中维持膝关节的动态稳定；④膝关节屈曲10°～15°时，使胫骨旋外。

（2）半膜肌：半膜肌是膝关节后内侧重要的动力、稳定性结构，可使后内侧关节囊紧张而产生动力稳定。半膜肌收缩可使膝关节屈曲并使胫骨旋内。

（3）半腱肌：协同半膜肌屈曲膝关节，并使胫骨旋内。

（4）缝匠肌：使胫骨旋内。

（5）股二头肌：屈膝关节，并使胫骨旋外。

（6）腓肠肌：足与小腿不负重时，有屈膝作用；足部负重并固定时，腓肠肌的收缩可以牵拉股骨下端和小腿上端向后，被动伸直膝关节；膝伸直位且足部固定时，有限制膝关节过伸的作用，防止股骨髁向前移动。

3.**膝关节的血液供应**　膝关节最重要的血液供应来自腘动脉。腘动脉在膝关节平面的上、下方分出膝上内动脉、膝上外动脉、膝下外动脉和膝中动脉。此外，旋股外侧动脉的降支、膝最上动脉（股动脉分支）的下行支和动脉的返支在膝关节的前面与膝上、下动脉相互吻合，构成膝关节动脉网，供应膝关节的各部。

4.**膝关节的神经**　膝关节前部由股神经的分支、闭孔神经前支和隐神经支配，后部由坐骨神经、胫神经、腓总神经和闭孔神经的后支支配。

二、组织损害易发病症与解剖关系

1.膝关节结构特殊、复杂，活动负重功能多而强，外力致骨、韧带、半月板损伤的机会较多。

2.由于关节囊、滑模囊宽大而松弛，故其损害引起炎症反应的机会较多。

第十节　踝部

一、踝部应用解剖特点

1.**结构特点**　踝关节是全身负重最大的关节，由胫腓下关节、胫距关节、腓距关节组成。

2. **韧带**　胫腓两骨下端被坚强而有弹性的骨间韧带、胫腓下前联合韧带、胫腓下后联合韧带及横韧带联结在一起。踝关节的关节囊前后松弛，其前、后韧带亦较薄弱，有利于踝关节的伸屈活动。踝关节的内、外侧韧带较坚强。内侧韧带又称三角形韧带，外侧韧带呈条状且长。

踝关节的主要功能是使足做背屈与跖屈活动，一般可背屈70°，跖屈可到140°，有近70°的活动范围。

二、组织损害易发病症与解剖关系

1. 踝关节受外力影响可造成踝部骨折、韧带损伤，特别是外侧韧带损伤。

2. 踝关节损伤如未得到及时有效的治疗，可引起该关节面软骨及附近骨关节软骨炎变、疼痛，关节粘连、肿胀，并容易复发。

第五章

韦氏独特手法

第一节　脊柱整治手法

一、母法（十八法）

（一）理筋基本手法（八法）

1.**推散法**　适用于局部肿胀、肌肉痉挛、炎症、血运障碍（如腰大肌肿胀、髂胫束痉挛等）。

腰大肌肿胀推法：患者坐位，医者用手掌或指腹沿腰大肌肌纤维走行推按，反复数次（图5-1-1）。

髂胫束痉挛推法：患者侧卧，患肢在上伸直位，健肢在下屈曲位，医者用手掌或指腹

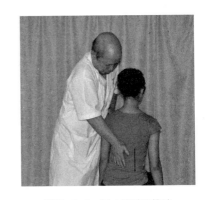

图 5-1-1　腰大肌肿胀推法

沿大腿外侧髂胫束推按，反复数次（图5-1-2）。

2.**活筋松解法**　适用于关节软组织粘连或纤维化（如颈肌粘连、臀肌粘连）等。

臀肌粘连点按法：患者俯卧位，医者用拇指在局部深层点按松解1～2分钟（图5-1-3）。必要时配合活动髋关节。

3.**理顺法**　适用于因病损致组织病变，向生理方向理顺推按。

上肢缺血，肢体发白：患者坐位，医者从近心端向远心端推按理顺（图5-1-4）。

胃肠功能紊乱：患者仰卧位，医者双手掌重叠，四指指腹作用于患者腹部，先做"S"形，后做"⌀"形推按理顺手法（图5-1-5）。

4.**拿筋法**　适用于深部肌痉挛，为软组织放松手法。医者用拇指或掌根于局部点按，然后拇指和其余四指呈钳形，选择一定体位，于局部提拿，形如拿物，反复操作10～20次（图5-1-6）。

5.**叩击法**　适用于深部软组织及头颅、胸腹部病变部位较深的病损（如椎动脉供血不足引起的头晕、头痛）

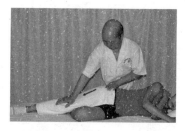

图5-1-2　髂胫束痉挛推法

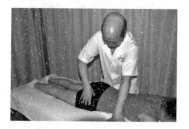

图5-1-3　臀肌粘连点按法

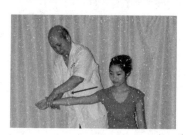

图5-1-4　上肢理顺法

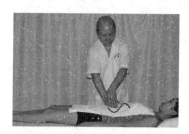

图5-1-5　"S"形理顺法

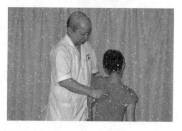

图5-1-6　拿筋法

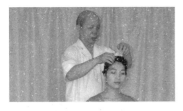

图 5-1-7　直击法

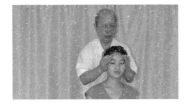

图 5-1-8　鸣天鼓

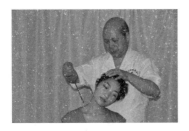

图 5-1-9　弹捶法

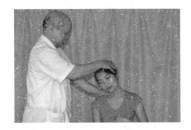

图 5-1-10　传导法

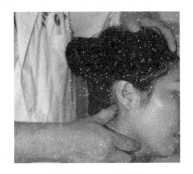

图 5-1-11　反射法

等。操作时四指并拢半屈，用指尖轻轻叩击头部反应点 20～30 次。包括直击法（图 5-1-7）、鸣天鼓（图 5-1-8）、弹捶法（图 5-1-9）。

直击法：适用于病灶较浅者。

鸣天鼓：适用于头部病灶较深者。

弹捶法：适用于关节肌肉病灶较深者。

6.传导法　适用于经络传导障碍引起的病症。如颈经络传导障碍引起的胸部不适等。

患者端坐，医者站立于患侧前外方，一手扶患者头部向患侧侧屈30°，另一手拇指于天鼎穴（颈外侧，胸锁乳突肌后缘，喉结旁扶突与缺盆连线中点，相当于星状神经节反应点）部位按揉，以患者出现热感为度，每次操作1～2分钟（图5-1-10）。

7.反射法　适用于调节经络障碍。

头部反射：适用于头颈部损伤出现的功能障碍性病症（如颈交感神经型头痛、耳鸣、高血压）等。操作时选反应敏感点，医者一手固定患者前额，另一手拇指于反应点点按或弹压（图5-1-11），以相应部位出现胀、麻等感觉为度，每次操作1～2分钟。

8.调理法　适应于治疗手法后，为

舒顺结尾手法，如揉法、拉法等。

（二）调骨基本手法（十法）

1.**单人旋转整复法**　多用于颈椎上段。以颈1横突偏右为例，患者取矮端坐位，颈前屈35°、左偏35°、右侧旋转45°；医者站于患者背后，左手拇指触及偏移横突固定之，余四指置于患者右侧头颈部或枕部，右手扶持患者左面部，在右手向右后方旋转的瞬间，左手拇指将横突轻推向患者左侧，听到"咔"的一声，左手拇指下有轻度移动感，触之平复或改善，手法告毕（图5-1-12）。

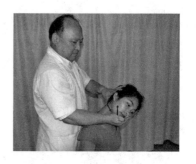

图5-1-12　单人旋转整复法

2.**角度复位法**　多用于颈椎中段。以颈4棘突偏右为例，患者取矮端坐位，患者头部前屈40°、左侧屈40°、右侧旋转45°；医者站于患者背后，左手拇指触及偏移棘突右侧固定之，右手拇指与其余四指相对置于患者下颌部，右手拇指与其余四指同时用力向上方旋转，左手拇指稍用力向左下推按，听到"咔"的一声，拇指下有轻度移动感，触之平复或改善，手法告毕（图5-1-13）。

3.**坐位侧旋提推法**　多用于颈椎下段。以颈6棘突偏右为例，患者取矮端坐位，颈部稍前屈位；医者站于患者背后，右手拇指触及颈6棘突右侧并固定之，左手扶持患者下颌，使头转向左侧45°向

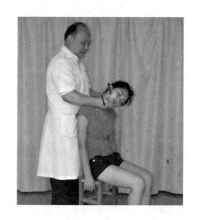

图5-1-13　角度复位法

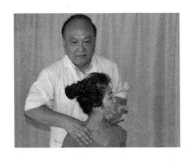

图 5-1-14　坐位侧旋提推法

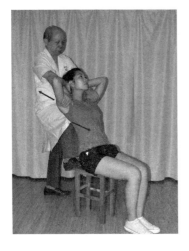

图 5-1-15　膝顶复位法

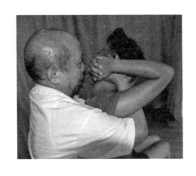

图 5-1-16　加压抱头复位法

上轻轻提牵，同时右手拇指迅速用力向左轻推，听到"咔"的一声，拇指下有轻移动感，触之平复或改善，手法告毕（图 5-1-14）。

4.膝顶复位法　适用于胸椎上段后关节紊乱。患者端坐低凳上，双手自然垂放；医者双手自患者两肩至腋窝抓紧，嘱患者略后仰，背靠医者右膝前，头置于医者右膝，医者上身略前俯，右膝顶住患椎棘突，嘱患者深吸气后于呼气时双手用力往后下方压，右膝同时往上顶推，听到"咯"的一声，手法告毕（图 5-1-15）。

5.加压抱头复位法　适用于胸椎多发性小关节紊乱症。患者取站立位，医者将毛巾折叠成厚度 3cm 的加压垫，放置在错位胸椎节段上，患者十指交叉，双手抱头，医者双手绕过患者肩臂，用力向上提拉患者，听到"咯噔"一声，复位完毕（图 5-1-16）。

6.双连椅旋转复位法　适用于一般腰椎间盘突出症，对棘突偏歪者更为适用。患者坐在特制的双连椅的前椅上，医者坐在患者身后的后椅上。首先定位，以腰 4 棘突偏右为例。医者一手拇指置于腰 4 棘突右侧，一手从患者腋下前伸，掌部压于患者颈肩部扶持；然后医者使患者前屈 60°～90°，向同侧侧偏 45°，在拇指推挤棘突向对侧外上方的同时，另一手向后稍上方旋转，听到"咯"的一声，触之平复或好转，手法告毕（图5-1-17）。

7.斜扳整复法　适用于一般腰椎小关节紊乱。患者侧卧床上，位于上位的膝、髋关节屈曲80°，下位上肢伸直位。医者一手握住患者上臂，前臂上部按压患者同侧肩部，另一前臂上部置于患者臀部后外缘，两手按压，方向相反，力量相等，推拉侧扳，注意两个力的交叉点在患椎上，当遇到阻力推不动时，突然加推拉力，听到"咯"的一声；然后嘱患者改另一侧卧位，按照上述操作方法推拉侧扳，手法告毕（图5-1-18）。

8.单髋过屈复位法　适用于骶髂关节前错位。以右侧为例，患者仰卧，右下肢靠床沿，医者站立于患者右侧，左手扶右膝按压于患者伸直的右膝关节前侧，右手握患者右踝，半屈曲髋膝关节，推向对侧季肋部或同侧季肋部外侧（以免损伤同侧肋部），听到复位声或手下有复位感，揉按局部，手法告毕（图5-1-19）。

9.单髋过伸复位法　适用于骶髂关节后错位。以左侧为例，患者俯卧，患侧靠床沿，医者站于患者左侧，左手掌根（或肘）按压左侧骶髂关节处，右手托起左膝上部，先缓缓旋转患肢3~5次，再用力上提大腿过伸，同时左手（或肘）用力下压，两手向相反方向扳按，听到复位响声或手下有

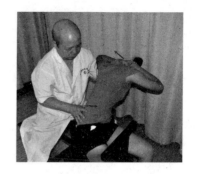

图 5-1-17　双连椅旋转复位法

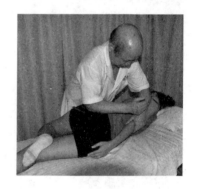

图 5-1-18　斜扳整复法

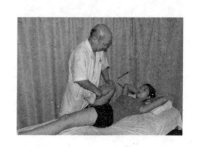

图 5-1-19　单髋过屈复位法

复位感，揉按局部，手法告毕（图5-1-20）。

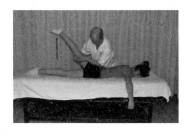

图 5-1-20　单髋过伸复位法

10.侧卧挤压法　多用于产后损伤性腰腿痛、耻骨联合分离者。患者取侧卧位，下位的髋膝关节微屈曲，上位的髋膝关节屈曲；第一助手握持患者上位的踝关节，第二助手扶住患者肩部；医者站于床边，双手置患者上位的臀部外侧，嘱第一助手反复伸屈髋、膝关节，同时医者双手用力下压，操作数遍。对侧按此方法步骤同样操作数遍。最后嘱患者双手抱住下肢极度屈曲，医者协助做起伏动作，手法告毕（图 5-1-21）。

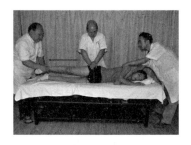

图 5-1-21　侧卧挤压法

二、子法（十六法）

（一）理筋手法（七法）

1.紧缩法　适用于肌肉与韧带松弛，关节失稳者。医者根据患者病损的病理特点，进行反病理方向推拿紧缩的手法（图5-1-22）。

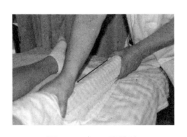

图 5-1-22　紧缩法

2.通透法　适用于体液代谢障碍。通透法是医者取患者局部反应点，向体液走行方向推按的手法。如肩峰下滑膜囊炎症肿胀，向上囊口方向推按。

3.拉筋法　适用于关节粘连、肌挛缩者。拉筋法是医者根据病损部位，施局部松解手法，继而一手扶持病变近端，另一

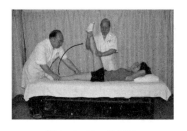

图 5-1-23　拉筋法

手扶持病变远端，向肢体远端拉伸，逐渐加力的手法，用力以患者能忍受为度（图5-1-23）。

4.**三合一手法**　适用于关节疼痛、僵直、粘连的患者。选关节周围3个反应点，构成立体三角形，医者双手拇指置于主要穴位，两手食指分别置于另外两个穴位，同时用力点按，反复3次，手法完毕。

5.**复合手法**　适用于病损较复杂的患者。复合手法是指牵拉、抖动、推扳、松解等复合使用的手法。

6.**鸣天鼓**　适用于头胀、头痛、头空虚感患者。患者端坐位，医者站于患者后方，两手掌盖于患者两耳，五指向上，食指与中指弹叩局部5～10下。

7.**弹捶法**　适用于有颈项部、脊柱部、腰骶部、骶髂部病损的患者。患者端坐位或俯卧位，医者立于患者身后，手握空拳弹捶局部。注意避免使用暴力。

（二）调骨手法（九法）

1.**勾拉复位法**　适用于钩椎错位患者。以颈6、7两侧钩椎关节不等宽（右窄左宽）为例。患者矮端坐位，颈部稍前屈位，医者站于患者背后，右手食指、中指触及颈6椎体右侧并固定之，左手扶持患者下颌，使其头转向左侧45°，轻轻向上提牵，同时右手食指、中指迅速用力向左轻推，听到"咔"的一声，食指、中指下有轻微移动感，触之平复或改善，手法告毕（图5-1-24）。

2.**微屈提推复位法**　适用于颈椎变直反张患者，尤其是颈3、颈4、颈5轻度向后移位者。以颈3后移为例，患者端坐位，医者胸背部稍前倾，右拇指置于后移的棘突上，左手托持下颌部，前屈颈部15°，使患者枕部紧靠医者胸骨柄处，左旋30°稍

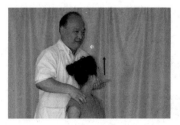

图5-1-24　勾拉复位法

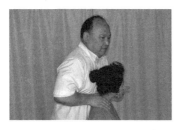

图 5-1-25 微屈提推复位法

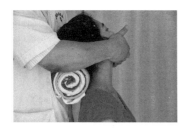

图 5-1-26 圆筒复位法

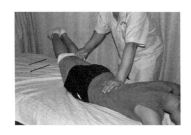

图 5-1-27 动态推拉法

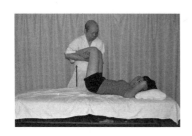

图 5-1-28 端提整复法

稍用力上提，同时右手拇指用力向前上提，听到"咔"声，手法完毕，头部恢复原位（图 5-1-25）。

3. **圆筒复位法** 多用于椎间隙变窄、粘连的患者。患者取端坐位，医者站立于患者背后，将符合患者颈曲的圆筒放置于患者颈项部，医者前胸部紧贴圆筒，双手紧托患者下颌部，向上牵引拔伸，左右摆动，牵拉复位颈椎。圆筒复位法可以拉开狭窄的椎间隙，纠正颈椎曲度变直、侧弯畸形等（图 5-1-26）。

4. **动态推拉法** 适用于胸腰椎侧弯畸形患者。以胸椎向左侧弯为例，患者俯卧位，两上肢置床头自然放松，双下肢膝部用软布带绑紧，医者站于患者左侧，左手掌根部按压于患椎体突起部向右推，右手抬高双下肢（与床面夹角约 20°，患者配合）向左拉，反复多次，注意用力适中，避免暴力操作（图 5-1-27）。

5. **端提整复法** 适用于较轻的腰椎滑脱患者。患者仰卧，双下肢屈曲，医者双手环抱患者下肢膝关节处向上端提，使患者臀部离开床面 10～20cm，反复操作 3～5 次。注意不要暴力施法，床板要垫薄棉垫

（图 5-1-28）。

6.**摆动叩击法** 适用于腰椎管狭窄患者。医者双手分别握于患者两侧脚踝部，左右摇摆患者双下肢，助手双手空拳叩击患者腰部，反复 10 次（图 5-1-29）。

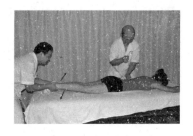

图 5-1-29 摆动叩击法

7.**颈椎牵引整复法** 多用于颈椎间隙粘连、变窄的患者。患者坐位，颈椎牵引下做四步手法：即旋转法、后伸法、侧屈法、点按法（图 5-1-30）。

8.**腰椎牵引整复法** 多用于腰椎间隙粘连变窄。患者俯卧位，腰椎牵引下做四步手法：即提、摆、弹、压法。

9.**屈髋屈膝复位法** 适用于骨盆旋转移位的患者。患者仰卧位，屈髋屈膝，以医用固定带屈曲位固定患者双下肢；两助手分别站于患者两侧，双手交叉，于对侧骨盆按照内旋或外旋把持，医者把持固定患者膝部于中轴位，助手用力向旋转反方向拉推，反复 3 遍，然后医者将骨盆屈曲伸直 3 遍，手法完毕（图 5-1-31）。

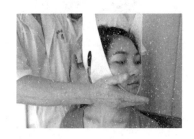

图 5-1-30 颈椎牵引整复法

三、脊柱整治三联手法的应用

根据脊柱损伤性疾病的病理特点，可用手法整治。脊柱整治三联手法要

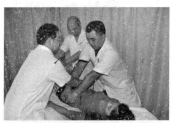

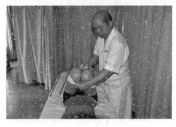

图 5-1-31 屈髋屈膝复位法

点是"理筋、调骨、对症"。

1. **理筋手法** ①活血散瘀，消肿止痛，使离经之血得以消散。②舒筋活络，解除痉挛，舒展和放松肌肉筋络。③松解粘连，通利关节。④通经活络，驱风散寒。⑤理顺筋络，以利损伤的整复与修复。

2. **调骨手法** ①整复骨关节移位。②修复脊柱曲度的变化。

3. **对症手法** 针对疾病的临床表现，根据年龄、性别、体质、病因、病程、环境、饮食、心理、前期治疗的不同，选择相应对症治疗手法。具体对症手法见"脊柱与四肢病损手法"部分相应内容。

理筋与调骨手法是基础，对症手法是关键，只有在临床中合理应用三联手法，才能收到相应的治疗效果。

第二节 十二经筋与手法

十二经筋与十二经脉均属经络系统，是孪生姐妹，有两千多年的历史。十二经筋，是十二经脉之气濡养筋肉关节的体系，是十二经脉的外周连属部分。经筋具有约束骨骼、屈伸关节、维持人体正常运动功能的作用，《素问·痿论》说："宗筋主束骨而利机关也。"经筋为病，多为转筋、筋痛、痹证等。经筋理论源于中医经络学说，经络学说则包括经脉学和经筋学两大理论体系。十二经脉、奇经八脉及络脉组成经脉体系；十二经筋、十二经别和十二皮部组成经筋体系。经脉体系是我国针灸疗法的基础理论，但由于历史及认识上的原因，对于经筋理论与相关医术缺乏系统的发掘和研究。

一、十二经筋作用

经筋靠脏腑经脉气血的濡养才得以维持其功能，起到把人体四肢百骸连结起来及给予人体运动力量的功能作用。现代研究认为，经筋系统是人体沿运动力线规律方向的筋肉，更集中地体现了人体筋肉的功能与作用。其主要作用如下。

1. 支配与约束骨关节，构成身体的架构。

2. 系结与通利关节，保证肢体的正常运动功能。

3. 为刚为墙，保护内在脏腑。

4. 调节局部和内脏关系。

经脉藏于经筋之中，经筋有护卫经脉、促进和调节经脉中气血正常运行的作用，或者说经筋的舒缩有调节气血流量、流速的作用。所以经筋出现弛、纵、卷、挛、翻、转、离、合等各种问题时，最先受影响的是藏于其中的经脉，受到卡压阻滞，引起气滞血瘀。经脉中往来运行的经气似渠中之"流水"，十二经筋似有形质的渠道里的"边岸"，若边岸出现坍塌，堵塞渠道，经气运行则受阻停滞。所以经筋不通，经络何以能通？

有人认为，经筋在经络中只属于附属部分，但如果没有经筋，经络何处着藏？如果没有经筋护卫经脉，外界的风、寒、湿邪等长驱直入，侵入经脉，伤及五脏六腑，人体的健康防线将脆弱不堪。

二、十二经筋与十二经脉有何不同

十二经筋与十二经脉同属经络系统，其结构、作用相似，但也有不同之处。

1. 走向不同

十二经脉走向：手三阳从手走头，足三阳从头走足，足三阴从足走胸腹，手三阴从胸腹走手，呈循环走向。

十二经筋走向：手三阳从手走头，足三阳从足走头，手三阴从手走胸腹，足三阴从足走胸腹，呈向心走向。

2.十二经脉有固定穴位，十二经筋无固定穴位。

3.十二经脉直接与内脏相联，十二经筋不直接与内脏相联。

三、十二经筋病症特点与诊断要点

1.**病症特点**　风、寒、暑、湿、燥、火六邪侵袭，以及外伤劳损、饮食不节、情志不舒均可致病。病邪一般从经筋开始损害局部，严重时损害全身各脏腑。经筋体系庞大，结构复杂，病症也复杂，不少疑难及未明原因的疾病，均可由经筋病症直接或间接引起。

2.**诊断要点**　经筋病多以反应点为腧。

（1）局部辨证：经筋病的局部表现如下。

①气滞血瘀，出现瘀紫、苍白、肿胀、疼痛。

②经筋粘连扭结，触及筋转、结节。

③肌痉挛缩，触及肌肉钝厚或呈条索状。

④筋脱槽、骨错缝。

⑤久之出现虚证，表现为肢体倦怠无力。

（2）经筋与脏腑辨证：根据阴阳五行及表里脏腑的辨证方法，结合十二经筋向心走行的特点，找出表里与脏腑的关系，采用从远到近的手法治疗，或辨证施法。

四、经筋疗法与手法

经筋疗法，即中医经筋学理论叙述的经筋病证的治疗方法。由于经筋是经络的连属部分，故经筋疗法的实质是在经脉疗法领域开发的一种新疗法。经筋疗法沉寂千年，重返临床，使我国传统医学的针灸疗法和经筋疗法形成了"华叶递荣"的新格局。经筋疗法主要来源于经筋学理论，故仍以"经筋"命名。据资料报道，近几十年来对经筋病的治疗，多采用手法、针灸、拔罐、刮痧、中药内外用等，收到满意效果。

下面侧重介绍手法治疗。

1. **手法原则**　祛瘀、散结、解痉、复正、补虚和扶正驱邪。

2. **常用手法**

（1）推散法：用于瘀证，如痛、紫、肿等患者。操作要点：医者拇指或掌根置于患者局部，与患者肢体成锐角，从远端向近端稍用力推按，一般操作3~5遍，力度以患者能耐受为度。

（2）松解法：用于关节粘连、筋结肌痉等患者。操作要点：医者拇指置于患者局部，稍用力点按并用指端拨动粘连、筋结，一般操作3~5遍，力度以患者能耐受为度。

（3）理顺法：用于气血阻滞，经筋紊乱、肠道功能紊乱、虚证等患者。操作要点：医者手指或掌臂置于患者局部，按照肌纤维走行，或顺经筋走行、胃肠道功能走行的方向，推按理顺，一般操作3~5遍，手法宜轻缓柔和。

（4）传导法：用于经筋传导功能障碍的患者。操作要点：医者拇指置于患者局部，按照经络走行方向用力推按，一般操作3~5遍，力度以患者能耐受为度，疗效以经线上出现"得气感"为佳。

（5）整复法：用于骨错缝、筋脱槽的患者。操作要点：医者于患者局部通过用手牵拉、伸屈、旋转等方法使错缝复正，不可暴力操作。

选用上述手法，每天或两天治疗一次，7~10次为1个疗程，一般治疗1~2个疗程。注意避免暴力操作。

第三节　韦氏奇穴与手法

一、韦氏奇穴特点

1.穴位呈多元特点，不是单一的阿是穴，可表现为以下症状。

（1）疼痛、麻木、肿胀。

（2）发白、发紫。

（3）皮肤冷热感，无汗或多汗。

（4）肌紧张或痉挛，或皮下有结节。

（5）局部松弛或乏力。

（6）局部组织解剖轻度位移。

2.穴位可在经外，也可在经上。

3.适宜指法操作，不适宜针灸、小针刀方法操作。

二、奇穴整治手法

1.整治手法适应证与操作要点

（1）推散法：用于瘀证，如痛、紫、肿、筋结等症。操作要点：医者拇指或掌根于患者局部与肢体成锐角，向近端稍用力推按，一般3～5遍，疼痛以患者能忍受为度。

（2）松解法：用于关节粘连、肌痉挛等。操作要点：医者拇指于患者局部稍用力点按，同时指端拨动粘连、痉挛等，一般操作3～5遍，疼痛以患者能忍受为度。

（3）理顺法：用于气血阻滞，筋脱槽、滑膜囊肿、肠道功能紊乱等。操作要点：医者手指或掌臂于患者局部，按照肌纤维、动静脉、滑膜囊、胃肠道的功能走行方向推按理顺，一般操作3～5遍，手法宜轻缓柔和。

（4）传导法：用于经络传导障碍。操作要点：医者拇指于患者局部按照经络走行方向轻轻用力推按，一般3～5遍，疼痛以患者能忍受为度，疗效以经线上出现"得气感"为最佳。

（5）反射法：用于经络反射障碍。操作要点：医者于患者局部用拇指端指向病灶轻轻用力点按，一般3～5遍，疗效以病痛部出现"得气感"为最佳，疼痛以患者能忍受为度。

（6）叩击法：用于空腔器官的功能病损。医者以指端、掌侧或空拳于患者局部轻轻叩击，一般3～5遍，疼痛以患者能忍受为度。

选用以上手法，每天或两天治疗1次，7～10次为1个疗程，一般治疗1～2个疗程。

2.整治手法禁忌证与注意事项

（1）患有较重内脏器质性疾病者慎用。

（2）年老体弱、妇女月经期慎用，妊娠期禁用。

（3）患有癌症、骨肿瘤及骨结核等骨病者禁用。

（4）手法操作应"稳、准、轻、巧、透"，用力柔和，避免猛力、暴力操作。

3.奇穴

（1）头、颈、颌部

【内眶上】

定位：眉棱骨中点内侧1cm。

作用：清头明目、解烦。

主治：前额痛，心烦，易怒，失眠。

方法：患者端坐位，医者站于患者后侧，食指尖向头部方向稍稍用力点按，手法以患者自感微痛又舒适为度。

【孔上】

定位：枕骨大孔上缘。

作用：镇静安神，调理气血。

主治：后头痛，顽固性失眠，不明原因低热，口干，肠胃功能紊乱。

方法：患者端坐位，医者一手扶持患者头部，另一手拇指指尖于孔上穴向头部方向推按，手法以患者自感微痛又舒适为度。

【耳后】

定位：耳后2cm凹处上方1cm。

作用：散瘀，清头，止痛。

主治：头痛，眼蒙，耳鸣，耳聋，咽部异物感。

方法：患者端坐位，医者一手扶持患者头部，另一手拇指根据症状的方向点按，手法以患者"得气"、舒适为度。

【颈前】

定位：胸锁乳突肌下1/3前2cm。

作用：调理气血，疏经通络。

主治：颈部酸胀痛，心慌心跳，心律失常，血压异常。

方法：患者端坐位。以右侧为例，医者右手扶持患者头部，使头右偏30°，左手拇指指腹于穴位上轻轻向斜下按压，手法以患者胸口"得气"、舒适为度。注意不可暴力操作。

【颌下】

定位：下颌骨中点下后2cm处。

作用：通络生津，止渴散瘀。

主治：头胀头晕，口渴口干，咽干鼻燥，失眠多梦。

手法：患者端坐位或仰卧位，医者一手扶头部，一手食指置于穴位点揉按2~3秒放松，反复操作3~5遍，以局部微热舒适为度。

【颈侧】

定位：下颌角后下3cm。

作用：疏经通络，清头宽中。

主治：头晕目赤，胸闷，耳鸣眼花，血压异常。

方法：患者端坐位，医者拇指指腹于穴位处揉按，从轻到重，方向或斜向上、或斜向下，以患者舒适为度。

【颈根】

定位：颈根部外侧3cm凹陷处内端。

作用：松筋，解痉。

主治：颈肩疼痛、活动受限，上胸部紧缩感。

方法：患者端坐位，以右侧为例，医者左手将患者头部轻轻压向左侧30°，右上肢肘尖置于穴上，向肩部呈90°角，由轻到重点按，以患者能忍受为度。

【锁骨上】

定位：锁骨中点上1~2cm。

作用：舒筋通络，行瘀止痛。

主治：上肢麻痛、发凉、肌痉挛。

方法：患者端坐位，医者站于其后，食指或中指指端于穴位上轻轻弹拨，可有窜麻感传至上肢。注意手法不可过重。

（2）胸背部：胸背部穴位相对固定，以下3穴可连成一线。

【上胸】

定位：胸3椎旁开2~3cm。

作用：活络通阳，宽胸理气。

主治：胸闷，胸痛，咳喘，心慌心跳。

方法：患者端坐位或俯卧位，医者拇指指端置于患者穴位上，从轻到重按压，以患者胸部"得气"、舒适为度。

【中胸】

定位：胸7椎旁开2~3cm。

作用：理气通阳，疏肝利胆，散瘀止痛。

主治：胸痛，胃脘痛，反酸，打呃，胆囊炎，糖尿病。

方法：患者端坐位或俯卧位，医者拇指指端置于患者穴位上，从轻到重按压，以患者胸部"得气"、舒适为度。

【下胸】

定位：胸10椎旁开2~3cm。

作用：散瘀理气，舒筋止痛。

主治：上腹痛，胁痛，大便异常，腰骶疼痛。

方法：患者端坐位或俯卧位，医者拇指指端置于患者穴位上，从轻到重按压，以患者胸部或上腹部"得气"、舒适为度。

【冈下】

定位：肩胛冈中点下2~3cm。

作用：疏经通络，散瘀止痛。

主治：肩部不舒，上肢无力、麻木、疼痛。

方法：患者端坐位，医者站于其后侧，一手固定肩部，另一手拇指指端于穴位稍稍用力点按，以上肢"得气"、舒适为度。

（3）腰骶部

【腰上】

定位：腰2、3椎间旁开2~3cm。

作用：散瘀行气，通督补肾。

主治：腰痛，腹胀，大小便异常。

方法：患者俯卧位，医者拇指或手掌掌根、或半握拳置于穴位上，从轻到重按压或揉滚，反复操作，以局部微热、舒适为度。

【腰下】

定位：腰4、5椎间旁开2~3cm。

作用：祛瘀行气，健肾通督，舒筋通络。

主治：下腰胀痛或腰腿痛，下肢麻痛，腹痛，大小便异常。

方法：患者俯卧位，医者拇指或手掌掌根、或半握拳置于穴位上，从轻到重按压或揉滚，反复操作，以局部微热、舒适为度。

【臀中】

定位：臀部中央，相当于髂前上棘与骶尾关节连线中点外侧2cm。

作用：解痉松解，舒筋通络，止痛。

主治：腰腿痛，会阴部坠胀，排尿异常，男性阳痿，女性月经不调。

方法：患者俯卧位，医者拇指或肘尖置于穴位上，从轻到重点按，反复操作，用力较大，以患者能忍受和局部微热为度。

（4）腹部

【联穴】（两线）

定位：左胁下—正中—脐下—右腹—上腹—左腹以点选穴（可组成"S"线、"2"线两种）。

作用：顺行疏理，解痉通里。

主治：腹胀便秘，食欲不振，消化不良，腹部脂肪过多。

方法：患者仰卧位，医者两手五指重叠，从上至下，从内至外，从右至左，轻轻揉按，反复数次，以患者腹部微热、舒适为度。

（5）四肢

【肩外】

定位：肩锁关节内侧1cm。

作用：舒筋通络，行气止痛。

主治：上肢酸、麻、胀、痛。

方法：患者端坐位，医者立于患者身后，拇指垂直点按患侧肩外穴3～5次，力度由轻到重，以肢体微胀、"得气"为度。

【峰下】

定位：肩峰下2～3cm。

作用：散瘀，消肿，止痛。

主治：肩痛（抬肩90°疼痛明显，大于90°疼痛减轻），肩峰下肿胀、压痛。

方法：患者端坐位，医者拇指于穴位上斜向肩关节推按3～5遍，再慢慢高举肩关节3～5遍。

【肘前】

定位：肘前侧横纹线下2～3cm。

作用：散瘀，消肿，止痛。

主治：肘关节疼痛，肘前肿胀，活动受限。

方法：患者端坐位，医者拇指于穴位上斜向肘关节推按3～5遍，然后慢慢活动肘关节3～5遍。

【手背外】（区）

定位：手部背侧第4、5掌骨之间中点。

作用：祛瘀止痛，舒筋通络。

主治：痛症，特别是头痛、颈痛、牙痛、肩痛，打嗝，心悸，尿少。

方法：患者端坐位或仰卧位，医者拇指置于穴位上向上30°稍用力推按，反复操作3～5遍，手法以患者能忍受、舒适为宜。

【髂前】

定位：髂前上棘内外侧各1cm。

作用：祛瘀，散结，调理经络。

主治：髂腰疼痛，下肢疲劳。

方法：患者端坐位，医者拇指、食指指端于局部对按，以下肢有麻木感为度。

【沟间】

定位：腹股沟中点稍上，股动脉搏动最明显处稍上方。

作用：活血化瘀，疏通气血。

主治：骨蚀，筋痿。

方法：患者仰卧位，医者拇指探及患者股动脉搏动最明显处，并横置于该处稍上方，用力按压，阻断动脉流动20秒后，突然放开，以患者下肢速感灼热"得气"为佳。注意用力不可粗暴，以患者能忍受为度。

【髌外上】

定位：髌骨外上方2～3cm。

作用：散瘀，消肿，止痛。

主治：膝关节疼痛、肿胀，特别是髌骨外上方肿胀明显者。

方法：患者仰卧位，医者拇指置于穴位上，向膝关节方向推按，反复操作3～5遍，并做膝关节伸屈活动。

【足背外】（区）

定位：足背外侧第4、5跖骨之间中点。

作用：祛瘀止痛，舒筋通络。

主治：痛症，特别是头痛、颈痛、牙痛、肩痛，打呃，心悸，尿少。

方法：患者端坐位或仰卧位，医者拇指置于穴位上，向上30°稍用力推按，操作以患者能忍受、舒适为宜，反复操作3～5遍。

第四节　子午流注原理在手法临床的应用

查阅战国、秦、汉至唐代（公元618～907）骨伤科历代医籍，唐代蔺道人《仙授理伤续断秘方》是我国中医骨伤科的第一部专著，书中全面论述了骨折、脱位、筋伤、开放性损伤，系统介绍了骨伤整复、固定、用药、练功的四大原则，其方法沿用至今。对外伤病损原始本能地简单按压救治，不仅是骨伤科的起源，也是手法治疗的起源，以后逐步发展成为本学科的系统理论与诊疗方法，其中，重视外伤后第一时间救治与分期治疗，与子午流注的原理相似，而且时间更早。

一、子午流注含义

子、午是指时间而言，分别是地支中的第一数与第七数，是阴阳对立的两方面。流注是气血流动之意，分为：①纳甲（纳干）法，也称日干子午流注。②纳子（纳支）法，也称时支子午流注。

二、子午流注有关概念与基本知识

1.天干　甲、乙、丙、丁、戊、己、庚、辛、壬、癸。

2.地支　子、丑、寅、卯、辰、巳、午、未、申、酉、戌、亥。

3.甲子六十　天干与地支配对，来表示年—月—日次序，60次为癸亥配对。

三、九宫、八卦与八穴间配属关系

九宫、八卦与八穴间配属关系如表5-4-1所示。

表5-4-1　九宫、八卦与八穴间配属关系

八卦	乾	坎	艮	震	巽	离	坤	兑
九宫	六	一	八	三	四	九	二、五	七
八穴	公孙	申脉	内关	外关	足临泣	列缺	照海	后溪

四、八穴定位

1.足太阳膀胱经

申脉（B62）：外踝下缘凹陷中。

2.足少阴肾经

照海（K6）：内踝下缘凹陷中。

3. 手少阳三焦经

外关（SJ5）：腕横纹上2寸，桡骨与尺骨之间。

4. 足少阳胆经

足临泣（G41）：第4、第5跖骨结合部前方，小趾伸肌腱外侧凹陷中。

5. 足太阴脾经

公孙（SP4）：第1跖骨基底部的前下缘，赤白肉际。

6. 手太阳小肠经

后溪（SI3）：握拳，第5指掌关节后尺侧，横纹头赤白肉际。

7. 手厥阴心包经

内关（P6）：腕横纹上3寸，掌长肌腱与桡侧腕屈肌腱之间。

8. 手太阴肺经

列缺（L7）：桡骨茎突上方，腕横纹上1.5寸。

五、五输穴

五输穴运行脏腑经气，分为井、荥、输、经、合，十二经脉都有，均在肘、膝以下。

六、子午流注时辰与内脏关系

1. 卯时（5~7点），大肠经旺，有利于排泄。

2. 辰时（7~9点），胃经旺，有利于消化。

3. 巳时（9~11点），脾经旺，有利于吸收营养、生血。

4. 午时（11~13点），心经旺，有利于周身血液循环，心火生胃土，有利于消化。

5. 未时（13～15点），小肠经旺，有利于吸收营养。

6. 申时（15～17点），膀胱经旺，有利于泻掉小肠下注的水液及周身的"火气"。

7. 酉时（17～19点），肾经旺，有利于贮藏一日的脏腑之精华。

8. 戌时（19～21点），心包经旺，再一次增强心的力量，心火生胃土，有利于消化。

9. 亥时（21～23点），三焦通百脉，人进入睡眠状态，百脉休养生息。

10. 子时（23～1点），胆经旺，胆汁推陈出新。

11. 丑时（1～3点），肝经旺，肝血推陈出新。

12. 寅时（3～5点），肺经旺，将肝贮藏的新鲜血液输送百脉，迎接新的一天到来。

不同的经对应人体不同的功能系统，比如小肠对应人体的吸收功能，并不只是简单对应实体的脏器。

七、天干地支参考推算方法（参数5.25）

1. **总和数**　上年公元数 × 参数（取整数，四舍五入）+ 当年已到天数，如：2003年5月31日，总和数 =2002×5.25+（31+29+31+30+31）=10663。

2. **天干**　总和数的尾个位数，即3（丙）。

3. **地支**　总和数 ÷12= 余数，如无余数为12，即10663 ÷12=888.5地支数为5（辰）。

4. **干支**　总和数 ÷60= 余数，如无余数为12，即10663 ÷60=177.7，干取7（庚），然后0.7×60÷10=4.2，支取2（丑），干支为庚丑。

八、手法临床应用原则与方法

1.原则 优时（最佳时辰）、优体（最佳身体）、优理（顺生理）、优衡（调节平衡）、优法（最好的方法）、优功、优逸。

2.方法

（1）按天干地支推算的结果，选择开穴，对应治疗主穴，选相应穴位，施不同的手法。临床主要选五输穴、八部穴与奇穴（韦氏奇穴）。

（2）按阴阳与脏腑、五行的关系，选择最佳人体状态、最佳治疗时间与最佳治疗方法，如损伤性疾病的治疗优选白天，上午优于下午，下午优于晚上。

（3）按阴阳平衡原理，选择养生时间。子时与午时以静为主，逐渐向动转化，5～7时节律动静适宜，晚上养生保健优于白天。

第五节 阴阳学说与手法

一、阴阳观揭示人体是对立统一的立体结构

中医学广泛地运用阴阳相互对立又相互统一的观点来说明人体的立体结构。例如上为阳，下为阴；表为阳，里为阴；背为阳，腹为阴；六腑为阳，五脏为阴；皮毛为阳，筋骨为阴；气为阳，血为阴；卫为阳，营为阴；机体功能为阳，组织结构为阴；功能亢进为阳，功能低下为阴等。但这些阴阳属性不是绝对不变的，而是在一定条件下相互转化的。如以胸与腹而言，胸在上应属阳，腹在下应属阴，但胸部与背部而言，则胸部属阴，背部属阳。在五脏内部，又可分为阴阳，如心有心阴、心阳；肾有肾阴、肾阳；

肝有肝阴、肝阳……所以阴阳是可分的，阴阳属性是相对的，阴中有阳，阳中有阴，阴阳之中又有阴阳，人体是一个对立统一的立体的动态结构。

二、阴与阳的互根关系

运用阴阳学说的观点阐述人体的生理功能是较普遍的。例如气属阳，精、血、津液属阴，但气生血，而气又舍于血，气能生精，精血也能化气，这是气血方面存在的阴与阳的互根关系。又如"体阴而用阳"这一理论，"体阴"是实质脏器和精血、津液等，属阴；"用阳"是实质脏器和精、血、津液等物质的运动而发挥的功能作用，属阳。物质为转化功能的基础，功能是物质表现的基础，反过来功能又可不断地产生精、血、津液等物质，这说明物质与功能之间亦符合阴阳相互依存、相互转化、相互滋生的关系。

心、肝、脾、肺、肾五脏属阴，主要作用是贮藏精、血、津液等物质；胃、大肠、小肠、胆、三焦、膀胱六腑属阳，主要作用是消化、吸收和传导。所以在脏与腑之间、脏与脏之间、腑与腑之间、本脏及本腑之间，都是在阴阳互根、阴阳制约下维持和完成整个人的消化、吸收、传输等生理功能的。凡此种种表现，都是以阴阳互根、阴阳消长、阴阳制约、阴阳转化的理论来阐释人体生理功能的。

三、阴与阳的病理转化

运用阴阳学说的观点来阐释人体的病理变化，这是普遍存在的，且对辨证论治有一定的指导意义。以致病因素邪气来说，可分为阴邪和阳邪；以起抗病作用的正气来说，亦可分为阴气和阳气。如阴邪致病，必可导致阴偏胜，且多损伤体内的阳气，临床出现寒盛症状；如阳邪致病，必可导致阳偏性，且多损伤体内的阴液，临床出现实热症状。《黄帝内经》说："阳胜则阴病，阴胜则阳病""阳胜则热，阴胜则寒""阳虚则外寒，阴虚则内热。"

以阴阳相互制约的关系来看，例如在正常情况下，肝阴可制约肝阳，不使其上亢。但在病变情况下，如肝阴不足，失去制约的能力，则会出现肝阳上亢的病理变化，治疗上当用"滋阴潜阳"的方法。

疾病的转化都必须具备一定的条件，或是疾病迁延不愈，正气虚弱，或是在原来病变的基础上又感新邪，或是治疗不当等因素所造成的，没有一定的条件是不会转化的。

四、阴阳是辨证论治的总纲

阴阳变化的规律可分阴阳互根、阴阳制约、阴阳转化等，这对于认识机体的生理作用和在阴阳失调的情况下产生的病理变化，对掌握病变的性质和辨证论治，均有着非常重要的指导作用。任何病证，尽管临床表现千变万化，但总可以用阴阳来概括和分析其基本性质。表证、热证、实证都属阳证范畴，里证、寒证、虚证都属阴证范畴。由于阴阳偏胜或偏衰，其治疗原则也要从调整阴阳出发。如果阴虚不能制阳而出现阳亢、虚热征象时，阴虚是本质，阳亢是现象，其治疗须补阴之不足，用滋阴降火、育阴潜阳等法制约阳的亢盛，而不能用单纯的泻火清热方法。这就是前人所说的"寒之不寒，是无水也""壮水之主，以制阳光"。使用手法亦可用阴阳来指导临床实践，辨证论治时，首先要辨证求因，审因论治，在错综复杂的各种临床征象中分析其阴阳偏胜、偏衰情况，确定其治疗原则，然后再选择施用的手法、腧穴配伍，或结合药物进行治疗。

五、阴阳手法的临床应用

1.**一般治则**　"平衡阴阳""损其有余，补其不足""实则泻之，虚则补之""顺生理，反病机"。

2.**肢体阴阳辨证要点**　关节角度，大为阳，小为阴；肢体长短，长为阳，短为阴；肢体周径，粗为阳，细为阴；肢体旋转，外旋为阳，内旋为阴；肢体温度，热为阳，冷为阴；肢体颜色，苍白为阳，黑暗为阴。

3.**手法操作要点**　遵循原则，阳病治阳，阴病治阴，阴阳转化之病治根。

第六节　五行学说与手法

一、五行中"我生"和"生我"的生理关系

五行学说在中医学中除用作理论上的阐释外，更具有指导临床的实际意义。五行分别为木、火、土、金、水五种元素，作为构成宇宙万物及各种自然现象变化的基础，用来阐释事物之间相互关系的抽象概念，具有广泛的涵义，并非仅指五种具体物质本身。五行学说是以五种物质的功能属性来归纳事物或现象的属性，并以五者之间的相互滋生、相互制约来论述和推演事物或现象之间的相互关系及运动变化规律。五行学说在中医学的应用，主要是以五行的特性来分析研究机体的脏腑、经络、生理功能的五行属性和相互关系，以及阐释它们在病理情况下的相互影响。如木、火、土、金、水分别配五脏肝、心、脾、肺、肾的生理活动功能，有一个相生的关系，即每一"行"都有"生我"和"我生"的生

理关系。

五行与脏腑组织器官配对如下：

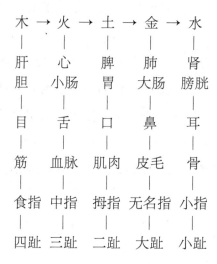

二、五行中"克我"和"我克"的病理关系

五行在病理上，有"克我"和"我克"的关系：五脏相克，肝（木）→脾（土）→肾（水）→心（火）→肺（金）→肝（木）。仍以肝（木）为例，"克我"者为肺，肺气的肃降有制约肝阳上升的作用，称为"金能制木"，肝火犯肺，称作"木火刑金"，即肝木生心火，再由心火去克肺金；"我克"者为脾，如木克土，"知肝传脾，当先实脾"，脾土充实后，可以去克制肾水，肾水被土克后则不能生肝木，因此肝木亦无力克犯脾了。所以在疾病的传变上，除按照五行相克的传变（如知肝传脾、肾病传心）外，还有相生的传变（如肾病传肝、肝病传心等），称之为"母病及子"，反之即是"子病母气"或"子盗母气"（即肝病传肾、肾病传肺）等。这些相生相克的传变关系，在临床辨证论治中有一定的实用价值，但必须要看到各脏腑间都有相互联系。一个脏腑的病变，必然会影响其他脏腑的功能变化，甚至影响整个机体的功能。还

有病邪的性质强弱和正气的盛衰，以及治疗措施等，不能以克、乘、侮的呆板公式一成不变地硬套。

三、五行"生""克"在治疗上的应用

五行相生、相克的原理运用于治疗方面有以下几条法则。

1. **益火生土法**　按五行相生的顺序，"益火生土"是指益心火、生脾土。但根据命门学说，这里所说的益火生土是指益命门之肾火（肾阳）以生土，即主要采取温补肾阳的方法，治疗脾阳虚弱引起的下利清谷、久泻、五更泄泻等症。

2. **培土生金法**　主要采取健脾的方法，治疗因肺虚而出现的一系列症状，而不是治疗一切肺腑疾患，所以从这一意义上说，"培土生金"有一定的局限性。但从培补脾胃、增强生化之源来说，则该法可用于治疗更广泛的病证，而心脾血虚、月经不调、中气下陷、脾虚水肿等证，就不能以"培土生金法"来指导治疗了。

3. **培土制水法**　主要采用健脾益气的方法治疗水肿的病证。按五行相克的原理认为"土克水"，但由于脾土虚弱，肾水太过，土不能克水，而水反克脾土，所以要运用培补脾土的方法来克制其水泛。但实际临床上所见，大都是由于肾阳虚，不能温运水湿，水不化气引起的水肿，所以这只能用阴阳关系来解释，而用五行相克、相侮来解释是较牵强附会的。

4. **清金制木法**　主要采用清肺泻肝的方法，来治疗肺肝同病时出现的肝火犯肺，也即"木火刑金"的病证，这是两脏同治的法则。

总之，这些治疗法则都不能以五行相生、相克的理论来作为治疗的普遍规律，有些是概念上的混淆（如益火生土法的"火"，是肾阳，而不是心火；培土制水的"水"不是指肾水，而是指水湿之邪等）；有些只是在特定条件下的一种治疗方法（如培土生金法、金水相生法），而不是治肺、治肾、治脾的唯一基本规律。

四、五行手法的临床应用

1.**一般原则**　应用五行相生、相克原理，配合表里、脏腑、补泻辨证施法。

2.**手法类型选择**

摩擦法——表皮、肺、大肠。

捏拿法——肌肉、脾、胃。

推挤法——脉、心、小肠。

弹抖法——筋、肝、胆。

按压法、扳法——骨、肾、膀胱。

3.**五行在脊柱中的定位**　从上至下顺序是：金、火、木、土、水。常以反应点为主，施用手法。

4.**脊柱、手指、足趾的五行定位与手法要点**　运用五行相生相克原理，结合阴阳、脏腑补泻施法。

第七节　保健按摩八套路

一、八套路手法口诀

1.**头面部**　开天摸眉点太阳，推头洗面"猴抓痒"。

注解：用食、中指，以印堂为中心，向额头部按摩，称开天门；继而揉按眉棱骨、点两侧太阳穴，再用手指推头部，并两手合掌，上下搓热，盖于面部，最后用拇、食指在头皮快捏快放，像"猴抓痒"一样。

2.**上肢**　肩周松解重腋前，调理阴阳至劳宫。

注解：用拇、食指松解肩周，重点是从腋部前侧向额头部按摩，称开天门；继而揉按眉棱骨、点两侧太阳穴，再按摩上肢阴阳面，最后点按劳宫和疏理手指。

3.**胸部**　点按缺盆至剑突，分理胸膛至两旁。

注解：用食指点缺盆穴，沿胸骨两旁点按至剑突处，然后在胸骨处向两旁斜推。注意女性要避开乳房。

4.**腹部**　揉按三脘点气海，横直推揉顺时针。

注解：用食指点按上脘、中脘、下脘及气海穴，继而在腹部用手掌先横后直来回推按，最后在腹部两侧顺时针方向揉按。

5.**下肢**　髋周松解加运腿，调理阴阳至涌泉。

注解：用双手手指于髋关节周围软组织进行松解，继而一手托起下肢进行旋转活动，再于下肢阴阳面施按摩手法，最后点涌泉穴和疏理足趾。

6.**颈部**　三风点按理颈肩，手法轻柔力适当。

注解：用拇指或食指点按风府、风池与翳风穴，继而捏拿理顺颈项与肩部。颈部解剖结构复杂，敏感脆弱，注意操作要柔和，用力恰当。

7.**背部**　点拿肩井搓肩背，直推督膀斜两肋。

注解：用拇指先点按肩井穴，继而以拇、食指捏拿此穴与周围软组织，再施搓法于肩背，最后直推督脉与膀胱经，并按肋骨走行向两旁斜推。

8.**腰骶部**　肾命腰臀点搓揉，腰骶叩击应来回。

注解：先在肾俞穴、命门穴及腰臀部软组织施点搓揉手法，再在腰骶部来回施叩击手法。

二、手法注意事项

1.每个手法要重复操作3遍，每套5~6分钟，全部做完约50

分钟。

2.施手法要掌握技巧，用力要柔和，避免猛力与暴力，以患者舒适为度。

3.每1～3天治疗1次，10次为1个疗程，中间休息5～7天，再做下1个疗程。

4.施用手法的禁忌证如下。

（1）皮肤破损及传染病患者禁用。

（2）肿瘤、骨结核者禁用。

（3）妇女月经期、妊孕期、年老体弱者慎用。

（4）饥饿、饱饭后、过于疲劳者慎用。

第六章

脊柱与四肢病损手法

第一节 颈部病损

颈部病损常见的有颈椎病、寰枢关节半脱位、颈椎间盘突出症、颈椎管狭窄症等，常用手法如下。

一、调骨手法

一是按部位选手法，如上颈段选旋转复位法，中颈段用角度复位法，下颈段选侧旋提推法。二是按照病理变化特点选，如钩椎关节错位选勾拉复位法，颈曲变直选微屈前推法，颈椎间粘连选圆筒复位法。

二、理筋手法

根据临床表现特点分别选用推散法、松解法、理顺法、拿筋法、叩击法、传导法、反射法、鸣天鼓。

三、头面部对症手法

（一）手法操作

头面部对症手法适用于头面部功能性病症。

1. **分抹法**　医者或患者自己用两手中指指腹着力，从两眉间印堂穴开始，沿眉弓上缘分别抹至太阳穴；起点时着力应稍重，分抹中力量逐渐减轻。前额部分可分3条线，每条线抹7～8次。此手法主要针对前额、眉棱骨等疼痛为主的偏头痛、神经性头痛或眼源性头痛。

2. **揉眉法**　医者或患者以两手食指指腹着力，从印堂穴开始，沿眉弓上缘分别向外揉至攒竹、丝竹空、瞳子髎等穴，直至太阳穴，反复施术4～8次。此手法主要针对眼肌麻痹性偏头痛，以及太阳穴疼痛等。

3. **点压鱼腰法**　医者或患者以两手食指或中指指腹着力，从两侧攒竹穴开始，分别在攒竹、鱼腰和瞳子髎等穴上点压。此手法可活血行气止痛，缓解眼眶周围的疼痛。

4. **头面部穴位压迫法**　医者或患者以两手食指指腹着力，从两眉间印堂穴开始，分别按压攒竹、睛明、迎香，合于鼻下人中穴，再分别按压地仓，合于承浆穴，按压大迎、颊车穴后改用两手中指着力，沿翳风、听会、听宫、耳门穴顺序向上按压至太阳穴，反复操作2～3次。此手法除了缓解偏头痛外，还可治疗面神经麻痹、三叉神经痛及下颌关节炎、中耳炎等引起的头面部诸痛症。

5. **梳法**　医者或患者双手十指张开呈梳状，在头发内快速而有节奏地来回梳抓1～2分钟，俗称"手指梳头法"。该手法适用于整个头部胀痛，尤其以头皮疼痛为主的各种头痛。

6. **勾点风池法**　医者以一手按住患者前额部，另一手中指微屈，用力勾点风池穴，至患者局部酸胀并向前额部放射为止。两侧分别施术。也可以同时点风府穴或者天柱、玉枕等穴。此法适用于后枕部疼痛为主的偏头痛、肌紧张性头痛、枕神经痛，以及颈椎病所致的头痛、外感头痛。

7. **弹指法** 医者两手五指分开置两侧头皮处，有节律、快速、交替弹敲患者双侧太阳穴1~2分钟。此手法适用于偏头痛及头昏、头胀患者。

8. **点压迎香法** 医者两手中指或拇指指腹着力，点压患者两侧迎香穴1~2分钟。此法可宣通鼻窍，治疗鼻塞、流涕。

（二）临床应用

临床适用于一些症状突出与阳性体征者，施以调骨理筋手法后，再根据临床症状进行治疗。

1. **头痛** 痛点点按：在头皮找2~3处痛点，局部点按，每穴1~2分钟。穴位反射：拇指于风池穴上1cm处，向头痛方向点按，以头部"得气"为度，反复点按1~2分钟。

2. **头晕** 头额部轻摩法：两手手指于头额部轻摩，反复操作1~2分钟。耳部"鸣天鼓"：两手掌贴按两耳，各手指置于头颈部，中指紧贴头皮，食指弹于中指5~7下，反复操作1~2分钟。

3. **心惊心悸** 按摩星状神经节反应点（胸锁乳突肌下1/4前2cm处）：头部偏向一侧30°，拇指指腹于反应点向内按压1~2秒，反复操作1~2分钟，以胸部"得气"为度。点按脊旁穴：于胸椎2~6棘突两侧旁开2cm处选择2~3个反应点，拇指点按1~2秒，反复操作1~2分钟，以胸前"得气"为度。

4. **血压异常** 高血压：在颈上段施点按疏理手法1~2分钟，于天鼎穴（相当于颈动脉窦处）揉按、向下轻推1~2分钟。低血压：在颈下段施点按疏理手法1~2分钟，于天鼎穴（相当于颈动脉窦处）揉按、向上轻推1~2分钟。

5. **上肢麻木** 顺推法：沿上肢神经走行由近向远端推按，反复操作1~2分钟。穴位按压：点按缺盆、天宗穴，一般手部会有酸麻感。

第二节 胸椎病损

胸椎常见病损包括胸椎小关节紊乱、脊柱侧弯畸形等。

一、理筋手法

推散法、松解法、理顺法。

二、调骨手法

胸椎小关节紊乱可用膝顶牵拉法、加压复位法，脊柱侧弯畸形可用动态推拉法。

三、对症手法

1.部位对症 于局部病症部位分段施法。脊柱相关疾病，如心慌、气喘选上胸段，胃脘痛选中下胸段。

2.手法 多用揉按法、反射法、理顺法。

第三节 腰骶部病损

腰骶部常见病损包括腰椎小关节紊乱、腰椎间盘突出症、腰椎管狭窄症、腰椎弓峡部裂合并轻度滑脱，以及骶髂关节损伤、错位等。

一、理筋手法

推散法、松解法、理顺法、叩击法。

二、调骨手法

一般用斜扳法，有明显旋转移位用双连椅整复法，骶髂关节前错位用单髋过屈复位法，骶髂关节后错位用单髋过伸复位法。

三、对症手法

椎管狭窄与粘连者用摇摆叩击法，下肢麻木者用弹捶法或拉筋法。脊柱相关疾病，如大小便异常、性功能障碍，用松解法、叩击法、反射法、理顺法等。

第四节　骨盆病损

骨盆常见病损包括产后耻骨联合分离、骨盆旋转、骨盆上移等。

一、理筋手法

推散法、松解法、理顺法、叩击法。

二、调骨手法

耻骨联合分离用侧卧挤压法，耻骨旋转移位用捆绑旋转复位法。

三、对症手法

局部疾病用推散法、松解法等综合手法，脊柱相关疾病如月经不调用下腹理顺法。

第五节　四肢大关节病损

一、上肢大关节病损

（一）肩关节病损

1.**肩关节常见病损**　肩关节周围炎（粘连型），肩关节周围炎不宜坐位整治者，肩关节陈旧性扭挫伤。

2.**肩关节三步整治法**

（1）操作要点：第一步，患者俯卧位，医者站于患者一侧，双手半握拳，于病损局部搽推3～5分钟；第二步，患者仰卧位，医者一手握患肢，另一手于喙突前下方3cm处（松肩穴）点按3～5分钟；第三步，患者仰卧位，医者一手置疼痛部位，另一手扶持患肢腕部，使肩关节呈30°～45°，逐渐向上牵拉。

（2）注意事项：①不宜暴力操作，用力以患者能忍受为度。②手法治疗后，以肩关节每次比上次能抬高2~3cm为宜。③骨病禁用，骨质严重疏松、严重内脏疾病、妇女妊娠期、年老体弱者慎用。

（二）肘关节病损

1.**肘关节常见病损**　肘关节陈旧性扭挫伤并关节紊乱症，肱骨外、内上髁炎并肘关节紊乱症。

2. 肘关节屈伸推拉整治法

（1）操作要点：患者端坐位，患肢伸直，外展60°，放松，医者站于患肢外侧，一手抓握患肢腕部，稍用力伸屈内旋再伸直，另一手托于肘部推拉，听到"咯"的一声，手法告毕。

（2）注意事项：①医者推拉之力不宜过大，患者肘关节不宜勉强过伸，以防关节韧带挫伤或鹰嘴骨折。②肘关节周围软组织按摩松解充分，疗效更佳。

（三）腕关节病损

1. 腕关节常见病损 腕关节扭挫伤旋转疼痛，尺桡下关节分离。

2. 腕关节旋转整治法

（1）操作要点：患者端坐位，肘关节半屈位，助手扶持患肢肘部，医者双手分别置于患腕尺桡侧用力向远端牵引，按背伸—桡偏—屈曲—尺偏顺序施法。

（2）注意事项：①做完手法，医者一手拇、食指夹持尺桡骨下端，另一手于局部痛点揉按1~2分钟。②尺桡下关节分离者，用棉布（宽5cm、长60cm）固定腕关节2~3周或保持关节位置，每周调节固定1次。

二、下肢大关节病损

（一）髋关节病损

1. 髋关节常见病损 髋关节陈旧性扭挫伤，儿童髋关节滑膜嵌顿。

2. 髋关节"S"形整治法

（1）操作要点：患者仰卧位，以右侧髋关节为例，右侧患肢髋、膝关节各屈曲90°，一助手固定骨盆，医者立于患侧，左手扶持患肢右膝关节下方，右手扶握患肢踝部，按正"S"施旋转手法，再施反"S"手法，反复操作2次后，将患肢置伸直位。左侧按相反方向操作。

（2）注意事项：①如整复不成功，可服用抗炎药，患肢单腿皮肤牵引3～5天再行整复。②治疗后3～4周避免患肢激烈活动或过度负重。

（二）膝关节病损

1.**膝关节常见病损**　膝关节陈旧性扭挫伤，膝关节骨性关节炎。

2.**膝关节三步整治法**

（1）操作要点：患者仰卧位，医者站于患肢外侧。第一步，松筋法。医者于膝关节周围软组织采用点按松解、分筋理顺法3～5分钟（对膝关节后侧操作可采用俯卧位）。第二步，理髌法。医者于患者髌骨上先用揉髌法（拇指于髌骨上揉动），然后于髌骨周围施刮理法。第三步，扩膝法。医者活动患膝关节数次，一手前臂置腘窝作支点，尽量屈曲膝关节，然后抽出作支点的前臂，直接屈曲膝关节2～3次。

（2）注意事项：①手法由轻到重，充分松解放松周围软组织。②如膝关节内外侧间隙宽窄不一，可在牵拉情况下用掌推变窄一侧，调理异常状态。③治疗后宜在30°斜坡上下行走进行功能锻炼，多做股四头肌收缩活动，恢复期避免走台阶或做下蹲、起立活动。

（三）踝关节病损

1.**踝关节常见病损**　踝关节陈旧性扭挫伤，踝关节与跗跖关节错缝，跟痛症。

2.**踝关节四步整治法**

（1）操作要点：第一步，点按。于解溪穴（前踝处）、太溪穴（内踝与跟腱水平连线中点）、昆仑穴（外踝与跟腱水平连线中点），用力点按1~2分钟。第二步，旋转。患者坐位或仰卧位，医者一手扶持患踝上部，另一手扶持足，先顺时针方向旋转3~5遍，再逆时针方向旋转3~5遍。第三步，背伸。将踝关节背伸加压，反复操作3~5遍。第四步，叩击。患者俯卧，膝关节呈90°，医者一手扶持患肢足部远端尽量背伸，另一手半握拳，叩击足底5~10下。

（2）注意事项：①手法中如局部肿胀或肌痉挛，可揉按数分钟。②注意功能锻炼，上下斜坡（30°为宜）行走，每次5~10分钟，每天1~2次。

第七章

脊柱与四肢病损的中药内外治法

第一节　内治法

运用中医学理论选择中药内治是治疗骨伤疾病的重要方法之一。人体是一个统一的整体，其正常生命活动依赖于气血、脏腑、筋骨、经络等维持。若机体遭受损伤，其正常活动必然受到影响，引起功能紊乱，出现一系列病理改变和临床病症。《正体类要》载："肢体损于外，则气血伤于内，营卫有所不贯，脏腑由之不和。"说明机体的损伤可致内在气血、营卫、脏腑功能失调。因此，治疗脊柱与四肢病损，必须从机体的整体观念出发，以八纲、经络、脏腑、卫气营血、三焦辨证为治疗原则，根据损伤的虚实、新旧、轻重、缓急及病损的具体情况，选用不同的治疗方法，才能取得良好的效果。

人体是一个有机整体，以五脏为核心，通过经络内连六腑，外络肢节百骸、皮毛发肤、五官九窍，气血灌注其中。人体各个部分都不是孤立的，都是生命有机整体的一部分。在生理上相互协调，相互为用，在病理上相互影响。脊柱是人体肢节、百骸的一部分，脊柱与四肢病损和人体的脏腑、经络、气血的功能失调有着密切的联系，故应在中医整体观念和辨证论治思想的指导下，制订相应的治疗原则，选择行之有效的方药进行治疗。

（一）分期论治

骨伤疾病，临床上表现纷繁多变。根据损伤的发展过程，一般可分为初、中、晚三期。

1. **初期**　行气化瘀。损伤早期，络脉损伤，瘀血阻滞，常可见肿痛，治疗宜行气、活血兼顾。常用方法如下。

（1）攻下逐瘀法：损伤之后血脉受损，离经之血停滞于体内，壅塞经道，气机不畅，气滞血瘀，瘀血不去，新血不生，脉中之血不能安行其道而妄行，则变证丛生。本法适用于损伤早期瘀血蓄积，大便不通、腹胀、苔黄、脉数之体实者。

常用方剂：桃核承气汤，鸡鸣散，大成汤，复元活血汤，新伤逐瘀汤。

（2）行气活血法：又称行气消瘀法。气为血帅，血为气母。气行则血行，气滞则血瘀，血瘀又可导致气滞。临床跌打损伤后肿、痛并见者，当用行气活血之法。宿伤瘀血内停，或虽有新伤，但有某些禁忌而不能峻下攻伐者，也可用本法缓散渐消。

常用方剂：柴胡疏肝散，顺气活血汤，理气散瘀汤，血府逐瘀汤，少腹逐瘀汤，膈下逐瘀汤，活血止痛汤。

（3）清热凉血法：本法包括清热解毒法和凉血止血法。适用于创伤后热毒蕴结于筋骨、经脉者。若热邪侵袭，蕴结成毒，化腐成脓者，用清热法治之；若破血妄行而致出血者，当用凉血清热之法。

常用方剂：五味消毒饮，黄连解毒汤，清营汤，清热凉血汤。

（4）开窍通闭法：本法是用芳香开窍之剂，治疗损伤后邪气壅盛，蒙蔽心窍，神昏窍闭之实证。本类方剂有凉开和温开之分。凉开之剂可用于损伤后热毒内陷心包，或痰热壅蔽心窍而致高热、惊厥、抽搐者；温开之剂可用于损伤后气闭，或痰壅气阻所致晕厥、抽搐者。

常用方剂：安宫牛黄丸，紫雪丹，至宝丹，羚角钩藤汤，苏合香丸，麝香七厘散，夺命丹。

（5）益气摄血法：本法适用于创伤失血过多，面色苍白，目视昏花，或心悸，汗出不禁，脉细数或芤，见气随血脱之征兆者。

常用方剂：独参汤，归脾汤，参附汤，补中益气汤，生脉散，当归补血汤。

2. 中期　和营止痛，接骨续筋。

（1）和营止痛法：用于损伤后瘀肿渐消而未尽，久用攻伐又恐伤正者。

常用方剂：和营止痛汤，定痛和血汤，接骨紫金丹，定痛和营汤。

（2）祛瘀生新，接骨续筋法：用于损伤后肿胀已消，筋骨接而不坚，瘀血未尽者。

常用方剂：新伤续断汤，续骨活血汤，八厘散，接骨紫金丹，壮骨强筋汤。

3. 后期　损伤后期，组织修复，从骨痂形成过度转为再塑形，软组织修复基本完成。此期特点是气血亏损，肝肾不足，瘀血凝滞，筋脉黏结挛缩，风寒湿邪侵袭筋脉而成痹。

（1）补益气血法：适用于损伤后期，气血亏损，筋骨痿软者。若气血已虚而瘀血未尽时，当权衡正邪之轻重，扶正以化瘀祛邪。

常用方剂：八珍汤，十全大补汤，当归补血汤，人参养营丸。

（2）健脾益胃法：适用于损伤后期，脾胃虚弱，运化失常者。因脾主肌肉，脾胃为后天之本，气血生化之源。

常用方剂：归脾汤，补中益气汤，四君子汤，参苓白术散。

（3）补益肝肾法：适用于损伤后期，肝肾已虚，肢体功能尚未恢复，或先天禀赋不足，筋骨不强者。

常用方剂：健步壮骨丸，补肾壮筋汤，补肾壮骨汤，左归丸，右归丸，金匮肾气丸。

（4）舒筋活络法：适用于损伤日久，失治失养，筋膜粘连，或风寒湿邪乘虚而入，侵袭经络，留而成痹者。

常用方剂：独活寄生汤，三痹汤，蠲痹汤，麻桂温经汤，舒筋汤，活血舒筋汤。

（二）分型论治

1.**瘀滞型** 多见于急性损伤早期或反复发作者，症见肢节麻痛或剧痛难忍，夜间为甚，局部肿胀、便秘尿黄、厌食等。治宜活血祛瘀，方用桃红四物汤或复元活血汤。

2.**风寒湿型** 多见于损伤后期，症见局部酸痛、麻木，遇寒痛增，得温缓解，筋络拘挛，或口淡、便溏、尿清长等。治宜祛风散寒胜湿，方用蠲痹汤或宽筋散。

3.**脏躁型** 多见于损伤中后期，症见心烦不眠，坐卧不安，头晕耳鸣，五心烦热，尿黄，或兼头痛、耳鸣等。治宜镇静安神、滋阴清热，方用甘麦大枣汤加味或天麻钩藤饮加减。

4.**亏损型** 多见于损伤后期，肝肾阴虚者，症见腰膝酸软、头晕、耳鸣、五心烦热、大便干、盗汗、两颧潮红等；治宜滋补肝肾，方用六味地黄丸、左归丸。肾阳虚者，症见腰膝酸软、畏寒肢冷、自汗、尿清长等；治宜补肾壮阳，方用金匮肾气丸、右归丸、还少丹。

附：脊柱相关疾病的治疗重视"通督补肾"原则

脊柱相关疾病，是指脊柱软组织损伤引起的脊柱以外相关系统的病症。脊柱相关疾病临床表现纷繁多变。据目前报道，涉及的病症有 100 余种。其病症表现虽然复杂，但其发病均与脊柱软组织损伤有关，这是其共同的特点。因此，认清脊柱软组织损伤的病因病机，也就把握了治病之本。

脊柱为督脉通道，总督一身之阳。"肾主腰脚"，经络不通，则诸症叠出。脊柱相关疾病的病机为督脉受损，"不通"为病机基础，为此笔者在病机上创立了"六不通"的理论：不正则不通，不顺则不通，不松则不通，不动则不通，不调则不通，不荣则不通。在治疗上创立了"顺生理，反病理"的治疗原则。强调以通为用的"六通"理论：正则通，顺则通，松则通，动则通，调则通，荣则通。不通则痛，不通则清阳不升、浊阴不降，进而影响脏腑功能而出现复杂症状。临证时应抓住督脉不通的病机基础，治疗用药强调以"通督"为主。但久病必虚，久病必瘀，后期则应通补兼顾，即活血补肾、通督补肾，执简驭繁，疗效明显。

1.重视二便调理　在临床实践中，笔者摸索出颈背腰痛与二便关系密切，主张治疗颈背腰痛要注意调理二便。调理二便，意在疏通气机，使浊阴得降，清阳自升，脏腑调和而诸症悉除。小便的形成与排泄，在脏涉及脾、肾，在腑涉及小肠、三焦、膀胱，且与人体气化功能密切相关，《景岳全传》载："小便通血气之海，冲任水道之门户也……其利与不利，热与不热，可察气化之强弱。"脊柱及其周围乃督脉及足太阳膀胱经所循之路，因而脊柱相关疾病的发生、发展及其转归与膀胱经之气化功能密切相关。临证通过调理小便、疏通经气而促使脊柱相关疾病向愈；通过调理大便，使腑气得通、浊阴得降而脏腑自安。调理二便亦寓"釜底抽薪""上病下治"之意。

2.重视皮肉筋骨伤的局部与内脏关系　人体是一个有机的整体，生理上相互为用，病理上相互影响。临床上往往可见整体不足，影响局部，其病变反应于某一局部的现象，局部病变也往往与整体气血阴阳虚实盛衰变化有关。临证时，应多重视局部与脏腑的关系。如背腰痛患者，在通督补肾的原则下注意兼治，细辨诸症特点。如肿胀属脾虚湿盛而应健脾利湿，皮肤干燥属阴虚而应润肺，肌萎筋露属肝阴亏损而应补肝，脊骨深层痛属肾虚而应补肾。

（三）经方、验方与临床案例

1.通窍活血汤　原为王清任《医林改错》中的一个方剂，其功效为活血祛瘀、通络止痛、芳香开窍，主治血瘀所致的脱发、暴发火眼、耳聋、耳鸣、白癜风、头晕头痛、胳膊胸膈顽硬刺痛、中风等症。但经过多年的临床实践，笔者总结出该方治疗各种外伤引起的闭证疗效显著，这正是中医学"同病异治，异病同治"治法特色的具体运用。

组成：川芎12g，赤芍12g，桃仁12g，红花9g，生姜3片，红枣5枚，老葱9g，麝香0.1g（冲服）。

功效：清心开闭，祛邪解毒。

主治：各种外伤引起的闭证。症见病邪炽盛，神志不清或烦躁不安，面颧潮红，二便不通，汗出不扬，两手握固，舌质红绛，苔灰黄，脉弦涩或弦数有力，血压偏高或偏低。此证多见于脑震荡、脑挫伤、毒血症、脂肪栓塞综合征等病症。

用法：水煎服，每日1剂。

加减：舌质红绛，脉弦而有力者，加田三七9g，石菖蒲10g，钩藤10g，金银花15g，泽泻15g，大黄10g，地龙15g。

方论：川芎气味雄烈，辛香走窜，性善疏通，虽入血分，但能调气止风；桃仁专攻瘀血，有泻无补，散结血、活死血；生姜辛走，开郁散气，健脾助胃；老葱辛通，善通阳气，上下内外，无所不至；麝香气味悍烈，内透骨髓，外彻皮毛，为开窍醒神之要药；赤芍不仅功助活血，且清热凉血，以缓温热之偏；红枣甘温补中，与生姜配合，可调理脾胃，促进药力吸收，以奏速效。诸药合用，共奏清心开闭、祛邪解毒之功。

运用：在临床上，以该方为主治疗损伤引起的闭证数十例，收到较好的效果。

【典型病案】

周某，女，19岁，住院号49403，1986年6月22日入院。患者于入院前9小时因骑车不慎摔倒，头与左肩受伤，当即昏迷。入院时呈昏迷状态，脉搏86次/分，血压98/60mmHg，时而烦躁，无呕吐，无肢体瘫痪，两瞳孔等大等圆，对光反射迟钝，伤后未解大小便。

诊断：①脑挫伤；②左锁骨骨折。

治疗：按常规处理，予镇静、脱水、抗感染、留置导尿管等治疗。

一天后患者转嗜睡，烦躁不安，面颧潮红，无汗，两手握拳，二便不通，舌质红绛，苔灰黄，脉弦数，脉搏96～104次/分，血压（100～120）/（60～70）mmHg。拟加中药治疗，按闭证处理，以通窍活血汤加减。川芎12g，赤芍12g，桃仁12g，生姜3片，红枣5枚，老葱9g，麝香0.1g，石菖蒲10g，当归10g，地龙10g，水煎服。

2剂后，患者神志清醒，较安静，脉搏82次／分，血压（100～106）/60mmHg。再按前方加减服5剂，症状消失，精神良好，后按常规处理左锁骨骨折。

2. **身痛逐瘀汤**　该方是清·王清任《医林改错》中的一个方剂，一首经方。在临床实践中，运用该方加减治疗腰椎间盘突出症等腰腿痛，尤其是瘀滞型患者疗效显著。

组成：秦艽6g，川芎6g，桃仁9g，红花9g，甘草6g，羌活6g，没药6g，当归9g，五灵脂6g（炒），香附6g，牛膝12g，地龙6g。

功效：活血祛瘀，祛风除湿，通痹止痛。

主治：瘀血夹风夹湿，经络痹阻的肩痛、腰腿痛，或周身疼痛，经久不愈者。

用法：每日1剂，水煎服。

加减：微热，加苍术、黄柏。虚弱，加黄芪30～60g。

方论：本方以川芎、当归、桃仁、红花活血祛瘀；牛膝、五灵脂、地龙行血舒络、通痹止痛；秦艽、羌活祛风除湿；香附行气活血；甘草调和诸药。共奏活血祛瘀、祛风除湿、蠲痹止痛之功。

运用：本方加减，治疗腰腿痛。兼寒湿加桂枝、茯苓、干姜；兼湿热加苍术、黄柏；兼肾阴虚加熟地黄、枸杞子、女贞子；肾阳虚加肉桂、杜仲、山茱萸。治疗腰腿痛52例（均为损伤性与退行性腰腿痛），腰椎间盘突出所致严重腰腿痛、强迫体位者，行腰椎牵引手法。治愈26例，显效（症状基本消失，能参加轻体力劳动）12例，好转（进行辅助治疗后，可从事轻体力劳动）9例，无效5例。总有效率90.4%。又以本方为基本方，治疗病情迁延者腰腿痛67例，重用红花、赤芍；偏热者加牡丹皮、黄柏；久病体虚者加黄芪、鸡血藤；偏寒者去地龙，加桂枝；偏阴虚者去桃仁、红花，加龟甲、枸杞子、桑寄生、熟地黄。结果痊愈53例，好转9例，无效5例。

禁忌：孕妇及有出血倾向者忌用或慎用。

3. **甘麦大枣汤** 该方出自《金匮要略》，主治脏躁症。临床用治颈椎病所致交感神经紊乱引起的心烦不眠等症，疗效卓著。

组成：甘草9g，小麦20g，大枣5枚。

功效：养心安神，和中缓急，补脾益气等。

主治：脊柱与四肢病损，损伤中、后期脏躁症。精神恍惚，悲伤欲哭，不能自主，睡眠不实，言行失常，哈欠频作，舌红少苔，脉细微数。

用法：水煎服，每日1剂。

加减：疼痛明显者，甘麦大枣汤合痛安汤（丹参18g，白芍12g，两面针12g，煅龙骨20g，田三七9g，降香9g，炙甘草5g）去炙甘草；心烦不眠较甚，加首乌藤（夜交藤）12g，合欢皮12g；伴阴虚，加麦冬12g，枸杞子12g，女贞子12g。

方论：本方中小麦镇静除烦，大枣调和脾胃，甘草和解协调。灵活运用该方加味，治疗颈椎病所致交感神经紊乱引起的心烦不眠，以及脊柱与四肢病损所致的精神恍惚、悲伤欲哭，不能自主的病症，收到良好效果。

【典型病案】

冯某，女，60岁。患者自觉颈部困痛，伴心慌心跳半年余，近日来加重，出汗、头晕、耳鸣，夜晚尤甚，不能自主。X线平片示：颈椎骨质增生。

诊断：颈椎病（交感神经型）。

治疗：常规手法处理，中药内服。

处方：熟地黄15g，小麦20g，大枣12g，炙甘草5g，合欢皮20g，酸枣仁10g，远志9g，郁金12g，桑椹15g，水煎服，每日1剂。

治疗7日后，患者感觉好转。再坚持治疗3周而告痊愈。

4.**痛安汤**（韦氏经验方）　痛安汤为经验方，脊柱与四肢损伤引起的疼痛皆可加减应用。

组成：丹参18g，两面针12g，白芍12g，煅龙骨15g，田三七9g，降香9g，炙甘草5g。

功效：活血祛瘀，行气止痛。

主治：脊柱与四肢病损伤所致气滞血瘀引起的疼痛，如骨折、腰椎间盘突出症、急性腰扭伤、骨折后遗症、颈椎病等引起的疼痛。

用法：水煎服，每日1剂。

加减：治疗全头痛加川芎12g，前头痛加蔓荆子10g，偏头痛加白芷9g，后头痛加藁本9g。颈背肩甚加葛根20g，羌活10g，桂枝10g；瘀肿甚加红花6g，白花蛇舌草12g；眩晕甚加钩藤12g，天麻12g；四肢痿软无力加鹿角胶12g（另烊化）；胸痛加柴胡12g，陈皮5g；腹痛加延胡索9g，大腹皮15g。腰腿痛加独活10g，牛膝15g，桑寄生20g，细辛5g，威灵仙12g，千斤拔20g，牛大力20g。老年性骨质疏松伴肝肾阴虚，可用痛安汤合六味地黄汤加何首乌15g，龟甲20g（另包，先煎）；伴肾阳虚，可用痛安汤合金匮肾气丸，或合右归饮等补肾壮阳之品。

方论：方中丹参味苦、微辛，性微寒，归心、肝经，专入血分，具有活血祛瘀、除烦安神、消肿止痛的功效。三七味甘、微苦，性温，归肺、心、肝、大肠经，入血分，可散可收，具有祛瘀止血、消肿定痛之功效，既能止血，又能活血散瘀，为主血良药，古称"南人军中金疮要药"。降香味辛，性温，归肝、脾经，化瘀止血、理气止痛。上三味药均具化瘀止血、消肿定痛之功，共为君药。

两面针味辛苦，性微温，功能祛风通络、胜湿止痛、消肿解毒、解痉祛瘀，《本草纲目》称其主治"风寒湿痹，历节疼，除四肢厥气，膝痛"。研究表明，两面针用于各种痛症有立竿见影之效果。两面针对心血管系统、神经系统及平滑肌等都有显著的作用，其主要成分为氯化两面针碱，能抗炎止痛，并有抗癌作用。白芍味酸，性微寒，归肝、脾经，具有平肝止痛、养血调经、敛阴止汗、和营卫、养经脉之功能，《神农本草经》将芍药列为中品，载其能"主邪气腹痛，除血痹，破坚积、寒热疝瘕，止痛，利小便，益气"。上二药共为臣药。

龙骨味甘涩，性平，归心、肝、肾经，属于矿物药，主要成分为无机化合物，普遍认为其有镇静安神、收敛固精之功，也善于利痰。陈修园《神农本草经读》载："龙骨能引逆上之火，泛滥之水，而归其宅。若与牡蛎同用，为治痰之神品，今人只知其涩以止脱，何其浅也。"《医学衷中参西录》曰："龙骨既能入气海以固元气，更能入肝经以防其疏泄元气。"对于颈椎病等虚而兼实者，需要既开痰又活血，方对其证。实验研究表明，龙骨能提高机体免疫力，增强单核巨噬细胞对血清碳粒的吞噬能力，促进坐骨神经损伤的恢复，故为佐药。炙甘草补中缓急止痛，调和诸药，为使药。全方活血祛瘀、行气止痛，治疗上述疼痛效果显著。

【典型病案】

丁某，女，29岁。两天前打排球不慎摔伤腰部，自觉腰部轻度疼痛，X线平片检查未见异常，后腰痛渐增，遂来就诊。检查：一般情况良好，弯腰明显受限，腰5、骶1压痛，直腿抬高试验（－），咳嗽征（－）。X线平片示：腰曲正常，未见明显异常。

诊断：急性腰扭伤。

治疗：因患者拒绝手法，拟内服中药安痛汤加减。

处方：茯苓12g，泽泻12g，牡丹皮10g，肉桂3g，威灵仙10g。水煎服，每日1剂。

休息3日后，进行功能锻炼。1周后症状基本消除，随访3个月，未见病情反复。

5.骨坚散（韦氏经验方）

组成：西洋参100g，鹿茸80g，田三七80g，细辛20g，陈皮

50g，豆豉姜100g，千斤拔100g，肉苁蓉100g，何首乌50g，丹参50g，土茯苓50g，鸡内金30g。

功效：补肾通督，强筋健骨，活血祛瘀。

主治：股骨头坏死，各种骨坏死，严重骨质疏松，肾亏腰痛，身体偏虚兼有瘀者。

用法：上药打粉，每次服10g，每日2次。

加减：①早期（气滞血瘀型），行气活血化瘀，方用骨坚散加桃仁50g，西红花10g，当归80g，炮山甲（代）20g。②中期（肝肾亏虚型），补益肝肾、养血活血，方用骨坚散加鸡血藤100g，杜仲100g，何首乌100g，牛膝100g。③晚期（气血两虚型），补气养血，方用骨坚散加人参100g，巴戟天100g，黄芪100g，阿胶100g，伸筋草100g，当归100g，白术100g。

方论：方中鹿茸味甘咸，性温，归肝、肾经，补督脉，助肾阳，生精髓，强筋骨，为补督之要药。肉苁蓉味甘咸，性温，归肾、大肠经，补肾益精，润肠通便，益肾填精，治虚损，暖下元，利腰膝，可治疗年老肾虚腰痛、头昏发白、耳鸣、记忆力减退及阳痿、遗精、白浊、顽痹等疑难杂症。《神农本草经》载："主五劳七伤，补中，除茎中寒热痛，养五脏，强阴，益精气……妇女癥瘕。"《名医别录》云："治男子绝阳不兴，女绝阴不产，润五脏，长肌肉，暖腰膝，男子泄精，尿血遗沥，带下阴痛。"肉苁蓉温而不热，暖而不燥，补而不峻，滑而不泄，为平补之药，作用与何首乌相似。配伍熟地黄、补骨脂、怀山药，治疗肾阳虚衰之腰膝足冷、酸软乏力、头晕耳鸣、阳痿遗精等症。配伍狗脊、补骨脂、鹿角霜、鹿衔草、穿山龙，治疗肾虚型强直性脊柱炎。配威灵仙、骨碎补、土鳖虫、露蜂房，治疗腰椎退行性病变、膝关节骨性关节炎。配伍淫羊藿（仙灵脾）、炙黄芪、炒白术、当归、党参、丹参，治疗肌营养不良、肌萎缩症。

中医认为肝主宗筋、肾主骨，鹿茸、肉苁蓉可促进骨质生长与修复，为主药。西洋参为扶正补气佳品，正气盛则邪气退，正气足则百病不侵；田三七味甘、微苦，性温，归肺、心、肝、大肠经，散瘀止血、消肿定痛，研究表明田三七含有人参总皂苷，活血而不伤正，止血而不留瘀；千斤拔味甘、涩，性平，祛风利湿、强筋壮骨、活血解毒。这三味药为臣药。细辛味辛，性温，归心、肺、肾经，祛风散寒、行水开窍、解毒利尿、镇痛；豆豉姜味辛，性温，无毒，祛风除湿、理气止痛。此二味药为佐药。陈皮等药为使药。全方补肾通督、强筋健骨、活血祛瘀、理气止痛、祛风解毒，临床治疗股骨头坏死疗效卓著（有效率达86.25%）。

【典型病案】

张某，男，57岁，高级工程师，2004年6月15日初诊。自诉嗜酒，年初左膝及大腿疼痛，逐渐加重，无明显外伤史，曾多次就医，因诊断不清，疗效不显，外院CT检查确诊为酒精性左股骨头坏死，遂来治疗。

患者左髋疼痛剧烈，严重跛行。X线检查提示：左股骨头下有囊变区，密度不均匀。

诊断：左股骨头坏死。

治疗：①手法推拿治疗，采用韦氏骨盆调衡法。②中药：骨坚散加味内服。西洋参100g，鹿茸100g，川杜仲100g，何首乌100g，田三七100g，细辛20g，陈皮50g，豆豉姜100g，千斤拔100g，鸡血藤100g，炮山甲（代）20g，肉苁蓉100g。每日1剂，水煎服。

治疗1个月，患者疼痛明显减轻。效不更方，内服骨坚散加减，治疗1年，患者疼痛消失，X线检查提示：股骨头无塌陷现象，骨小梁排列均匀，股骨头下囊变区及密度不均匀现象消失。患者恢复正常工作，随访4年，未见复发。

6. 脊髓康（韦氏经验方）

组成：鹿角胶12g（另烊化），炮山甲（代）12g，土鳖虫6g，红花6g，川芎12g，黄芪20g，补骨脂12g，鸡内金9g，丹参15g，麝香0.05g（冲服）。

功效：补肾活血，通经逐瘀。

主治：脊髓型颈椎病，脊髓慢性损伤，脑神经慢性损伤。

用法：水煎内服，每日1剂。

加减：痛甚，可加葛根20g，羌活12g，姜黄9g；肢体麻甚，加蜈蚣1条，鸡血藤30g，以增强活血祛瘀通络之功效。

方论：鹿角胶味甘咸，性温，温补肝肾，益精生血。补骨脂味苦辛，性温，入脾、肾经，温肾助阳、止泻。上二味药补益肝肾、生精补髓，为君药。黄芪味甘，性微温，补气固表，利水退肿，托毒排脓，生肌；川芎、红花、丹参、土鳖虫活血祛瘀，通经行气止痛；炮山甲（代）、麝香辛香走窜；鸡内金味甘，性平，入脾、膀胱经，健胃消食，化积排石，固摄缩泉。研究认为鸡内金含有胃激素、角蛋白、氨基酸等，善化瘀积，加于滋补药中，可化经络之瘀滞，而病始可愈。

运用：临床采用"脊髓康"内服治疗脊髓型颈椎病32例，近期治愈11例（占34.4%），显效7例（占21.9%），有效11例（占34.4%），无效3例（占9.4%），总有效率29例（占90.6%），平均疗程52天。动物造模实验发现，中药可改善动物神经元的微环境，对神经损伤具有保护作用，并可通过调节神经元的可塑性，促进损伤功能的修复，对治疗早期轻型脊髓型颈椎病具有一定的意义。

【典型病案】

张某，男，2005年5月初诊。患者3年前因长期低头工作，出现颈项强直，伴左侧肩背部麻木，症状进行性加重，半年前出现左足部力量欠佳，左手上肢烧灼感。MRI检查显示：颈4、5

椎间盘突出。西医考虑手术，患者不愿手术，遂来就诊，寻求保守治疗。查：颈前屈，向左侧偏，旋转活动均受限，颈5、6压痛明显，颈肌痉挛，臂丛神经牵拉试验（－），霍夫曼征（＋），舌有瘀斑，脉结涩。X线示：颈4、5椎间隙变窄，颈5后纵韧带有钙化影。颈椎MRI示：颈4、5椎间盘突出。

诊断：脊髓型颈椎病。

治疗：内服"脊髓康"，每日1剂，并行颈部理筋手法，每日佩戴颈托。

治疗15天，自我感觉良好，颈项疼痛减轻，左上肢麻木、烧灼感基本消除，但仍有左侧肩背部麻木。改手法治疗为3日1次，加颈部功能锻炼，继服"脊髓康"加桂枝12g，郁金15g，丹参12g。继续治疗20天，症状稳定，左上肢麻木减轻，仍有颈部酸痛，手指感觉不甚灵活。停用手法，继服"脊髓康"加生地黄12g，当归12g，合欢皮12g，减鹿角胶、炮山甲（代）、郁金，每周行保健手法1次。治疗21天，双侧上下肢肌力正常，颈部疼痛基本消失，仅留有酸胀感。停止治疗，观察1年，未见复发。

7.解痉散瘀汤（韦氏经验方）

组成：丹参15g，白芍12g，赤芍12g，地龙6g，豨莶草12g，牛膝12g，当归尾12g，桃仁9g，两面针12g，甘草6g。

功效：活血通经，解痉散瘀。

主治：外伤或劳损所致的局部拘急、瘀肿疼痛，颈肩腰痛，外伤，血栓性静脉炎，属瘀滞型者。

用法：水煎服，每日1剂，重症者每日2剂。

加减：局部疼痛较剧加乳香6g，没药6g；头痛加白芷12g；背部痛加葛根12g；肩部痛加姜黄12g；胸部痛加柴胡9g；腰部痛加杜仲12g。

方解：外伤、劳损，临床上以瘀血阻滞多见，瘀停于内，经气不畅，肌肉失荣而痉，故以活血通经、解痉散瘀之法治之。本方以丹参、赤芍、当归尾、桃仁通行上、中、下三焦，助行血力以散瘀，即所谓"血行则瘀去"。俗话说"一味丹参，功同四物"，取之兼调和气血，使之行而不破，散中有收。白芍、地龙、牛膝、甘草解痉缓急止痛，配两面针、豨莶草消肿止痛。全方合用，活血散瘀，解痉止痛，治本为主，同时治标。

运用：本方用于瘀滞型疾病，疗效确切。

【典型病案】

陆某，男，1984年5月5日初诊。患者右踝关节扭伤7天，当地检查，X线提示骨关节未见异常，外搽药酒、口服药片（不详）未见明显好转，特来就诊。患者跛行，一般情况良好，体温38℃，右踝关节明显肿胀，有瘀斑，小腿下内侧触及条索状改变、压痛。舌红，舌边有瘀血斑，苔白，脉细数涩。

诊断：右踝关节扭伤伴外伤血栓性静脉炎。

治疗：解痉散瘀汤，每日1剂，水煎，分两次服。药渣加水煎，待温，外洗局部2次。

连用8剂，原症消失，行走正常，观察3个月未见复发。

第二节　外治法

（一）中药外治法制剂与应用

这里所讲的药物外治法是指传统的中药外治法，即将制成一定剂型的药物，按规定的方法施于人体患部皮肤，使药物透过皮肤发挥作用而达到治疗的目的。外用药物的治疗虽然是施于患部，对局部的疾患发挥独特的治疗作用，但实际上，其理、法、方、药与内治法的原理是相同的。清代吴师机《理瀹骈文·略言》指出："外治之理即内治之理，外治之药即内治之药，所异者，法耳。"

故外用药物的使用仍应按照"先列辨证，次论治，次用药"的辨证施治的顺序。这不仅仅是经验之谈，也是药物外治的根本原则。

（二）常用外治法类型

药物外治法治疗疾患可以追溯到秦汉或更早的时期，如《神农本草经》及马王堆汉墓出土的医书《五十二病方》就有记载。唐代《仙授理伤续断秘方》还介绍了治疗骨关节损伤的药物外治方法。宋代《太平圣惠方》《圣济总录》更是较为系统、全面地介绍了粘贴方药。后世骨伤科界都非常重视外用药的应用，积累了大量的外治经验，研制了许多行之有效的方药。

药物外治法，在治疗上简便、易行而效卓，是临床上的重要治疗手段。药物外治法内容丰富，根据剂型及适用方法的不同，大致可分为敷贴药、搽擦药、熏洗湿敷药和热熨药。

1.**敷贴药**　直接贴敷在患处的药，其药力可直达病所而发挥作用。常用剂型有药膏、膏药和药散三种。

（1）药膏：又称敷药或软膏，即用药粉和一些液态物调制成黏稠状物，外敷于患处以达到治疗的目的。制备时将具有消瘀止痛、舒筋活血、散寒等作用的药物碾成细末，再选用饴糖、蜂蜜、油水、草药汁、酒、醋或医用凡士林等不同的基质调匀如糊状备用。常用的软膏有消瘀止痛膏、三色敷膏、温经通络膏等。

消瘀止痛膏：木瓜60g，栀子30g，大黄150g，蒲公英60g，土鳖虫30g，乳香30g，没药30g。共为细末，用饴糖或凡士林调敷。可活血消肿止痛。治疗骨折筋伤早期，血脉受伤，恶血留滞，壅塞经脉，局部肿胀疼痛等。

三色敷膏：紫荆皮（炒黑）、蔓荆子各240g，全当归、五加皮、木瓜、丹参、羌活、赤芍、白芷、独活、天花粉、怀牛膝、威灵仙、木防己、防风、马钱子各60g，川芎30g，甘草18g，秦艽30g。共研细末，蜂蜜或饴糖调敷。适用于损伤中期的扭伤、挫伤局部肿痛者。

温经通络膏：乳香、没药、麻黄、马钱子各等分。寒邪偏重加川乌、肉桂、细辛；湿邪偏重可加薏苡仁、地龙、苍术。上药共研细末，过目筛，加适量饴糖或蜂蜜调匀，装瓶备用。用时取棉签蘸少许药膏涂敷患处。马钱子、川草乌有毒，务必以蜜糖调药末成药膏，方可使用。适用于各种痹证，包括损伤日久，复感风寒湿邪，以及关节退行性变等疾病。孕妇忌用。

（2）膏药：古称薄贴，是将药物碾成细末，配合香油、黄丹或蜂蜡等基质炼制成膏药肉，再分批用文火加热烊化，摊在皮、纸或布上备用。膏药使用时需加热烊化，应避免烫伤。治疗脊柱疾病常用的膏药有小补膏、狗皮膏、宝珍膏等。

（3）药散：又称掺药。药粉的配制是将药物研成极细的粉末，收贮瓶内备用。使用时将药粉直接掺于伤口处，或置于膏药上，或将膏药烘热后贴患处。常用的有栀子散、化筋散等。

2.搽擦药　可以直接搽擦于患处，或在施行理筋手法时配合使用。常用的有酒剂、油剂与油膏。酒剂指外用药或外用药水，是用药与白酒、醋浸制而成，一般酒、醋之比为8∶2，也可单用酒或乙醇溶液浸泡。用香油将药物煎熬去渣后制成的为油剂，加黄蜡收膏炼制而成的为油膏。

（1）活络水：牛膝、红花、当归、续断、生川乌、生草乌、木瓜、五加皮、三棱、骨碎补、伸筋草、樟脑、薄荷脑。适当用量，以70%的乙醇1500mL浸泡，密封1个月。用时取少许擦患处，每日2～3次。适用于跌打损伤，局部肿痛者，或腰背部扭伤、落枕等病症。

（2）活络油膏：红花、没药、白芷、紫草、栀子、甘草、刘寄奴、牡丹皮、梅片、制乳香、露蜂房各60g，当归、生地黄各240g，钩藤120g，白附子、黄药子各30g，大黄120g，麻油4500g。用文火将药炸透存性，过滤去渣，再入锅内武火煎熬，放入黄蜡1500g，梅片60g，用木棍调匀，放冷备用。主治损伤后期软组织硬化或粘连。

3.**熏洗湿敷药** 熏洗湿敷是将药物置于锅或盆中，加水煮沸后熏洗患处的一种方法。

（1）活血止痛洗剂：透骨草30g，川楝子、当归、海桐皮、威灵仙、川牛膝、羌活、白芷、苏木、红花、土茯苓、川椒、乳香各15g。可舒筋活血，消肿止痛。适用于落枕、颈椎病、腰腿痛、关节扭伤、脱位、骨折早期、血栓闭塞性脉管炎和下肢静脉血栓形成者。

（2）海桐皮洗剂：海桐皮25g，透骨草20g，乳香15g，没药10g，当归15g，川椒20g，川芎、红花、威灵仙、白芷、防风各10g，甘草5g。水煎，外洗患处。用于一切跌打损伤，关节僵硬，肌肉肿痛，以及闭合性关节肿痛，颈椎病，腰椎间盘突出症的急性期。

（3）颈痛消洗剂：闹羊花30g，透骨草20g，川芎、当归尾、海桐皮、川椒、防风各15g。水煎，外洗颈部。有剧毒，严禁内服。具有消肿止痛、舒筋活络的功效。适用于颈椎病，肌肉僵硬、肿痛，活动受限，以及各种关节强直，肌肉挛缩。

（4）熏疗药：伸筋草、透骨草、荆芥、防风、防己、附子、千年健、威灵仙、桂枝、羌活、独活、秦艽、路路通、麻黄、红花各30g。以上药物共为细末，每取150g，装入长15cm、宽10cm的布袋中缝好，放入盆中，加水4000～5000mL，煎煮20～30分钟取出。先以药液热汽熏蒸患处，待药液稍凉（60℃左右，以皮肤能耐受为宜），将药袋浸药液后置于患处热敷，每次30分钟，每日1次，每袋药可用2～3天。具有舒筋活血、散风通络的功效。适用于颈腰痛及各种损伤中后期，余肿未消，关节屈伸不利，疼痛、僵硬者。

4.**热熨药** 主要用于热熨疗法。热熨疗法是用一些中草药或其他传热的物体，加热后用布包好，放在人体一定的部位上，来回往返或旋转移动热熨以治疗病症的一种方法。常用的中药热熨药有坎离砂、中药托敷剂、颈康热敷方等。

（1）坎离砂：又称寒痛乐。麻黄、当归尾、附子、透骨草、红花、干姜、桂枝、牛膝、白芥子、防风、木瓜、生艾绒、羌活、独活各等分。醋、水各半，将药熬成浓汁，另取铁砂适量，炒红后与药液搅拌，放凉而成。用时将药装入布袋内，加醋50mL拌匀，待发热后敷于患处。如热度过高，可稍稍移动，以免烫伤。每袋治疗3次，用至加醋不再发热为止。具有祛风除湿、温经通络的功效。

（2）中药托敷剂：透骨草12g，五加皮15g，五味子15g，山楂15g，当归12g，红花10g，赤芍12g，生地黄12g，羌活10g，独活10g，防风10g，炮附子6g，花椒30g。将上药装入布袋内，扎紧，放在盆中加水煎煮15分钟，待稍凉，将其托敷于颈腰背等患处，每次30分钟，每日托敷2次，每剂药连用4次。研究认为，该药能一定程度地改善骨质增生所致的肌肉、韧带牵张，周围神经、血管的牵拉和刺激、压迫等病理变化，止痛效果明显，可促进关节运动功能恢复。

（3）颈康热敷方：羌活、独活、桂枝、秦艽、当归、海风藤、乳香、没药、木香各15g，桑枝30g。炒热，布包敷患部，每次30分钟，每日2～3次。具有疏风通络、活血化瘀的功效，可用于各种原因导致的颈椎病经络痹阻型患者。

（4）民间常用热敷药：如粗盐、黄沙、米糠、吴茱萸等，炒热，装入布袋中热熨患处。

这些方法简单有效，经济实用。

附：自配经验方

【三路烫疗散】

组成：三棱、莪术、桂枝、路路通、防风、艾叶、川芎、川乌、草乌、大黄、姜黄、宽筋藤、生姜、夹竹桃等 15 味药组成。

功效：祛风通络，散寒行湿，疏通经络，行气止痛。

主治：脊柱与四肢病损，慢性软组织损伤。

用法：将三路烫疗散装布袋内，加适量水湿透，放在锅里蒸热或用微波炉加热 3~5 分钟，湿敷局部。每天 1 次，每次 15 分钟，7 次为 1 个疗程，一般用药 3 个疗程。

运用：100 例慢性软组织损伤者，使用三路烫疗散治疗，通过临床对照观察，表明此药外烫治疗闭合性软组织损伤，特别是慢性软组织损伤，具有良好的效果。治疗组临床治愈、显效率明显高于单纯手法治疗组。烫疗法操作简单，无副作用，患者乐于接受。方中三棱、莪术、夹竹桃、路路通祛瘀止痛；桂枝、防风、艾叶、川乌、草乌、生姜等温经散寒。研究表明，川乌、草乌所含的乌头碱对神经末梢及疼痛中枢先兴奋、后麻痹，镇痛作用和局部麻醉作用较强，可降低周围感觉神经的兴奋程度，缩短炎症期。大黄双向调节血液流变，减少组织出血、炎性渗出，同时活血又可加快瘀血、水肿吸收，降低血液黏度和红细胞压积，促进微循环恢复和组织修复。全方共奏祛瘀通络、消肿止痛之功效。经温寒散，血行瘀消，诸症自愈，符合中医"通则不痛，疏其气血，合其调达，而致和平"之理论，"瘀祛新生"，有利于损伤组织的修复。

【灰药膏】

组成：生石膏（或煅石膏）120g，白及 20g，枯矾 15g，白芷 20g，冰片 3g，麝香 0.3g。

作用：散瘀止痛。

主治：外伤肿痛初期、中期。

【黄药膏】

组成：蒲黄 60g，雄黄 30g，鸡血藤 60g，防风 30g，独活 30g，羌活 30g，马钱子 30g，桂枝 30g，细辛 15g，海风藤 30g，姜黄 30g，路路通 30g。

作用：祛风止痛。

主治：风寒湿型筋骨痹痛证。

【黑药膏】

组成：苏木 60g，何首乌 60g，当归尾 60g，骨碎补 60g，牡蛎 60g，川续断 60g，两面针 60g，合欢皮 60g，炮山甲（代）30g，乳香 15g，没药 15g，田三七 30g。

作用：续筋接骨，舒筋通络。

主治：跌打损伤中后期。

制法与用法：以上方药分别打成粉末，加植物油（或凡士林）或配 1/3 油，调成软膏，油或凡士林用量是药末的 2 倍或 1.5 倍，拌匀备用。用时取适量敷在局部，1~2 天换药 1 次。

外用药注意事项：外治法用药量偏大，有些药物毒性较大，严禁内服和误服；高血压、心脏病患者慎用热熨疗法；对药物过敏，或患处有炎症、感染，皮肤病有开放性伤口者，禁用。

第八章

脊柱相关疾病

第一节 关于脊柱相关疾病的认识

一、脊柱相关疾病的提出与新学说的创立

西医学对脊柱相关疾病的认识始于20世纪初。Philips在1927年，首先指出可因颈神经根受压而出现心绞痛样心前区疼痛。1976年，Parisie在《颈性综合征》一文中提到，颈椎病症状除颈部疼痛、僵硬，放射到一侧或两侧肩部、上背部或肩臂区外，常伴有头痛、头晕、视力障碍、耳鸣等。在国内，把脊柱相关疾病作为一个独立的边缘学科进行研究和认识是在20世纪70年代后逐渐兴起的。"脊柱相关疾病学说"于20世纪70年代初由国内魏征首先提出。在诊治退行性脊柱病、神经综合征、胸腰椎后关节功能紊乱等1700例脊柱疾病中，魏征偶然观察到，三种疾病好转后，原有1/3并发自主神经功能紊乱的内脏病亦出现好转。为

此，他以中医学异病同治的理论作为指导进行研究，观察到脊柱及周围软组织损伤和自主神经功能紊乱之间有密切的关系，并将这种因脊柱错位造成自主神经继发性损害而导致内脏功能障碍的病因称为"脊柱病因"。他还指出，颈神经综合征可以引起心动过速或心动过缓；胸椎后关节错位可以导致心肺功能障碍；退行性脊柱病可伴发多种内脏病、胃肠功能紊乱。根据临床实践观察结果，魏征总结提出：以"脊柱病因"理论为指导，通过治疗脊柱及周围软组织损伤可达到治疗内脏器官疾病的目的，并把这种疗法称为"治脊疗法"，亦称为"整脊疗法"。1991年，第一届国际脊柱相关疾病学术讨论会介绍的脊柱相关疾病达40余种，并且得到同行专家的确认，将整脊疗法治疗的疾病命名为"脊柱相关疾病"。近年来，经过大量病例总结和实验研究证实，有70余种疾病与脊柱力学平衡失调有关。

二、脊柱相关疾病的临床基础

发生脊柱相关疾病，外因和内因都很重要，二者是相互关联的。不同的外力可以引起不同的伤病；而同一外力在不同的条件下，损伤的部位、性质、程度又有所不同。如外力的大小、方向、速度、持续时间、接触人体的部位，物体的重量、体积、形状、硬度等，都可造成不同部位和不同程度的脊柱损伤。脊柱病变的发生节段常位于活动与相对静止区域的交接处，因此各种致病因素作用于人体所引起的脊柱疾病是多种多样的，病变的机制也是异常复杂的。有学者认为，在不同病因所引起的各种病理变化中存在着共同的一般规律，也即脊柱的内外平衡失调。掌握了各种病因所引起此类疾病的变化规律，便可以进一步深刻了解脊柱相关疾病的本质，从而有效地指导治疗。

脊柱为督脉的通道，参与总督一身之阳，所谓"肾主腰脚"，经络不通，则诸症叠出。我们认为脊柱相关疾病的病机为督脉受损，"不通"为病机基础，不通则痛，不通则清阳不升、浊阴不降，进而影响脏腑功能而出现复杂症状。脊柱相关疾病虽然临床表现错综复杂，但就病理过程来说有其内在的联系，总不外乎脊柱失稳，导致脊柱小关节错缝，影响信息传导的通路，从而出现相应临床症状。

解剖学证实，椎体错位是引起脊柱及脊柱相关疾病的原因之一。有学者认为，脊柱相关疾病还与自主神经系统解剖分布的特殊性相关。例如胃肠道自主神经除由多节段、多支所支配外，还有相对独立的一套系统，受中枢干扰较小，具有更强的代偿能力。有研究表明，脊神经与自主神经在中枢方面有结构上的联系，功能上是分工不分家。例如肌肉感受器反射可引起心血管和呼吸的变化，"脊柱系统"应力异常会通过脊神经反射影响内脏的功能。

脊柱相关疾病病理一般分为四期。①急性损伤期：通常是伤后1~3周，多数情况下，容易被患者和医师忽略，临床把这个时期称为治疗的黄金时期。这个时期进行整复比较容易，患者不仅少受痛苦，而且更重要的是不会产生相关组织和器官的疾病。②脊柱失衡期：急性损伤期，错位的椎体破坏了脊柱的力学平衡，产生了两种情况，一是错位的椎体产生骨赘以协助脊柱平衡；二是错位包括多个椎体，这段错位使脊柱侧弯，为了维持侧弯平衡，脊柱又在没有侧弯的一侧产生另一个反侧弯，以维持脊柱的平衡。③骨赘增生期：骨赘增生的作用是维持脊柱平衡，一旦能维持脊柱平衡，增生也就停止。增生的多少与错位的椎体多少有关，增生越多，治疗的周期就越长。④器质病变期：临床如果错过了骨赘增生期，就错过了最后治疗期，使器官和组织出现问题，发展为器质性病变。

脊柱相关疾病中有许多是内脏疾病。支配内脏运动的神经为交感神经和副交感神经，交感神经的低级中枢位于 $T_1 \sim L_3$ 脊髓侧索细胞柱，由此发出节前纤维，随脊神经出椎间孔，在椎前或椎旁神经节内换元后，其节后纤维才分布到效应器。脊椎错位，一方面可刺激影响椎旁、椎前交感神经节；另一方面，更主要的是错位使椎间孔变形变窄，刺激或压迫了走行于神经根内的交感节前纤维，引起自主神经功能紊乱，导致很多器官、内脏的症状。

也有学者认为，脊椎骨质增生是脊椎病和相关疾病的病因之一，但不是最主要的也不是唯一的原因，脊椎失稳导致的错位才是引起病症的主要原因。脊柱是人体负重和运动的轴心，维护着脊柱的稳定性，有赖于健全的椎周软组织（包括韧带、关节囊、肌肉和筋膜）和椎间盘维持。椎间和椎周软组织健全时，颈部正常运动不会错位而损害其周围重要组织，但是当其退变而使椎间连结损害，韧带、关节囊松弛，颈椎即处在失稳状态。头颈部不同方向的运动易引起不同形式的错位，错位的结构即可刺激或压迫神经根、椎动脉、脊髓或交感神经等，导致临床出现症状。有学者在进行尸体解剖研究时发现，脊椎错位是引起临床症状最直接和最多见的原因，而错位是因脊柱失稳导致的，脊柱失稳又是因脊椎退变损伤而形成的，这在发病关系上形成一个链式关系，即退变—失稳—错位—症状。

脊柱作为一个复杂的整体，各椎体共同承担着人体的负重力线，协调着肢体的运动，是各重要血管、神经通行的通道，这也决定了它们相互间生理和病理的内在联系。临床上越来越多的观察发现，同一曲度内或不同曲度间多个椎体同时存在病变，可使部分患者产生脊柱源性内脏功能紊乱、脑神经症状等。韦氏采用Borden 法和 Seze 法测量120 例成人脊柱四个生理曲度，首创（颈曲＋腰曲）÷（胸曲＋骶曲）＝K 值，取 K 值作为平衡值在临床中有较好的使用参考价值。

第二节　脊柱相关疾病学科的确立

脊柱相关疾病涉及骨伤科、内科、神经科、五官科、妇科等，有学者认为它的学科应属边缘学科或交叉学科。我们认为它应是骨伤科学体系的重要组成部分之一，是涉及多种临床疾病的学科。所谓的脊柱相关疾病学，是指在中医整体理论指导下，专门研究脊柱自身疾病（或称脊椎病）与脊柱相关疾病的病因、病机、诊断及防治等的一门学科。

脊柱相关疾病，也称脊柱源性疾病或脊椎源性疾病，是指颈、胸、腰椎体以及关节、椎间盘及椎周软组织遭受损伤或退行性改变，造成脊柱稳定性下降，在一定诱因下，椎间盘改变、椎间关节错位、脊柱变形、韧带功能下降或骨质增生等，直接或间接刺激、压迫脊髓、交感神经、脊神经根、椎管内外血管等，引起相应的内脏和器官出现的临床症状和体征。脊柱相关疾病有100多种，在应用解剖、病因、病理、检查、诊断与鉴别诊断、治疗、预防等方面都有一定特点，表现是独立的，这就从理论到实践确立了脊柱相关疾病这一学科。

第三节　脊柱相关疾病的发病特点与好发部位

脊柱相关疾病学，是在中医整体理论指导下，从经络学说和脊柱生物力学角度研究脊柱与疾病关系的一门新兴的边缘学科。虽然脊柱相关疾病从正式命名至今时间不长，但却使人们对医学尤其是对疾病病因学，以及对疑难病的病因、病理、诊断和治疗，有了全新的认识。

一、致病原因

揭示疾病的本质，探索疾病发生发展的规律，就必须研究和认识疾病的发生原因和条件。针对病因而采取的防治方法是最积极有效的方法，这是我们医学工作者共同努力的方向。致病因素与人体抗病能力是引发疾病的两个重要原因，致病因素是外因，也就是中医学所说的邪气；人体抗病能力是内因，也就是中医学所说的正气。中医学认为："正气存内，邪不可干；邪之所凑，其气必虚。"

然而，西医学体系仍是以著名的结构性原则为前提，按器官与组织在结构上的相似性和生理功能的区别，把人体分成若干个系统，如神经、呼吸、消化、循环、泌尿、内分泌、免疫、生殖、造血、运动等系统。人们习惯于按各个系统来研究人的生理功能和病理变化，随之而来的，我们对疾病的概念也必然是建立在以结构为主的各系统上，如循环系统疾病、消化系统疾病、呼吸系统疾病，等等。因此，诊断、治疗多着眼于各系统和器官，医疗机构的设置也是按器官、系统分为内、外、妇、儿、口腔、眼、耳鼻喉、皮肤等临床科室。这种思路和方法虽然使西医学得到迅猛的发展，使人类对许多疾病的认识越来越深入，但同时也存在着不足，尤其是在西医学分科越来越细的今天，其弊端更加凸显。一是容易使医生的思路局限，二是使学科之间的交流减少，三是对疾病的整体认识和诊治能力减弱，致使许多疾病甚至是常见病长期处于原因不清、机制不明的状态。

目前国内外文献报道的脊柱相关疾病很多，病变范围涉及神经、消化、呼吸、泌尿、生殖、内分泌、循环、运动等多个系统。脊柱相关疾病理论的出现，在病因学方面给了我们新的启示，打破了以往的分科界限，从一个新的角度揭示了许多常见病及疑难病的发病原因和诊治规律。

二、病理机制

《素问·刺热》载：热病"三椎下间主胸中热，四椎下间主膈中热，五椎下间主肝热，六椎下间主脾热，七椎下间主肾热。"《灵枢·杂病》载："厥挟脊而痛者至顶，头沉沉然，目䀮䀮然，腰脊强，取足太阳腘中血络……心痛引腰脊，欲呕，取足少阴。"如此等等，早就明确指出内脏的病变与脊柱督脉及督脉旁之穴位的关系。《针灸甲乙经》对督脉及督脉旁之太阳经所有腧穴与脏腑、器官病变的关系均有明确论述。后世在此基础上不断丰富发展，形成了中国传统医学以经络穴位学说论述脊源性疾病的独特理论。

近几十年来，随着西医神经解剖学的发展，对脊柱相关性疾病的认识也越来越深入，从一般的临床分析，发展到一系列的基础理论研究。如将病因分为两大类：基础病因、诱发因素。其中基础病因包括椎间盘退行性变化、颈肩腰背软组织慢性劳损、脊柱骨质增生、椎间盘突出、韧带增生肥厚或钙化、先天性畸形等。上述病因中，以椎间盘退变、椎周软组织劳损造成脊柱失稳而发生脊柱错位的情况最为常见。其发病诱因有扭伤、疲劳、姿势及体位不良、内分泌失调、寒冷等。

关于脊柱病的发病机制，目前主要有三种学说：①传统的骨性学说；②软组织损伤学说；③骨性病变和软组织损伤互为因果学说。从脊柱力学的平衡角度看，脊椎"稳态"的破坏是发生疾病的关键。脊椎有保护脊髓及神经根的作用，交感神经以交感干为中心，向身体各部发出交感神经，到达各个内脏器官。临床观察，脊神经损害所致的功能性心律紊乱多与颈胸椎病变有关。上位颈椎错位时易出现心动过速，颈4～颈6椎错位时常出现心动过缓，胸3～胸5椎错位易发生室性、房性期前收缩及房室传导阻滞。

张长江于1982年对18例颈椎病伴发视力障碍的患者进行手法治疗，治疗前后用锝–99m闪烁照相方法研究观察脑血流动力学治疗前后的改变，结果发现，复位后两侧大脑后动脉灌注量的比值有改善。例如第8、9胸椎后关节紊乱可造成第8、9交感神经支配的Oddi扩约肌痉挛，引起胆囊炎或胆绞痛，手法复位可改善症状。脊柱错位导致内脏功能失调的轻重与错位的程度、时间长短有关。

脊柱是人体的支柱，脊柱及其周围软组织是人体内的平衡系统。这个平衡系统相互协调、相互为用，维持人体正常的生命活动。脊柱本身是靠椎体、关节突、椎间盘、韧带、关节囊等组织来维持其稳定的。肌肉既是维持脊柱稳定的因素，也是脊柱活动的原动力。脊柱的正常生理活动是在肌肉舒缩的推动和椎间盘、韧带、小关节的稳定作用下共同完成的。以上各个组织成分发生异常，都可使脊柱的平衡功能失调。不协调的脊柱活动就会扰乱脊柱正常的解剖生理关系，从而影响相应的组织器官，导致疾病。脊柱失稳既可发生在脊柱关节，也可表现在肌肉、韧带、关节囊、筋膜等处，而脊柱失稳导致的关节骨错缝最为常见。

解剖学已经证实，椎体错位是引起脊柱相关疾病的原因之一。脊柱结构的改变导致人体功能的改变，同时内脏功能的改变也可影响脊柱的结构。因为人体的各个组织器官都要通过神经与脊柱发生联系，内脏器官有病变也会通过反射性的肌肉舒缩功能的改变，以及脊柱周围韧带、关节囊等发生适应性的调节而导致脊柱功能的异常。

脊柱椎体可以沿横轴、纵轴和矢状轴旋转和平移。脊柱的活动通常是多个节段、多个方向的联合动作。所以脊柱失稳后发生的骨错缝也可以在水平轴上平移，在冠状轴上前倾、后仰和在矢状轴上左右旋转。脊柱的位移发生后，会使脊椎管内容积改变，同时还可使神经根及椎动脉受到压迫或刺激；脊柱小关节排列异常会产生对肌肉、肌腱、韧带、筋膜、硬膜等软组织的异常张力。以上各种因素综合作用的结果，使受损伤组织接受伤害性刺激，传入冲动增多，既可引起受累的神经根、脊髓、椎动脉本身的病变，也可通过血管、神经的反射作用使相应的脊髓节段支配的内脏产生功能上的异常。

三、整体观念

脊柱相关疾病学也体现着人体的整体观，它的理论基础源于中医的阴阳五行学说、经络学说、脏腑理论与现代全息学说、生物信息学说等。如肺主气、司呼吸、主皮毛、主肃降、与大肠相表里，心与小肠相表里，肝与胆相表里等，充分体现出整体观念。人体与周围环境之间通过新陈代谢来保持着动态平衡，人体的脏与脏之间、脏与腑之间、腑与腑之间通过经络气血的联系相互依存、相互制约，保持人体的动态平衡和静态平衡，从而达到人体的阴阳平衡。临床上，医者通过调整背部的脊柱、督脉、足太阳膀胱经，治疗小儿消化不良、习惯性便秘、腹泻、慢性胆囊炎、妇女痛经、月经不调等，常可收到显著疗效。

四、脊柱相关疾病好发部位

为便于临床的诊断和治疗，经过长期的临床实践经验，笔者总结各个脊椎节段与之相对应疾病的种类如下。

（一）颈椎（C）相关疾病

C_1——落枕、颈强直、复发性口炎、斜视、期前收缩、病态窦房结综合征、咽喉炎、扁桃体炎。

C_2——落枕、颈强直、眼震、复发性口炎、斜视、鼻炎、期前收缩、病态窦房结综合征、咽喉炎、扁桃体炎、偏头痛、慢性中耳炎。

C_3——落枕、颈强直、偏头痛、复发性口炎、斜视、鼻炎、期前收缩、病态窦房结综合征、咽喉炎、面神经麻痹、扁桃体炎、慢性中耳炎、跳眼皮、小儿流口水。

C_4——落枕、颈强直、偏头痛、耳聋、耳鸣、复发性口炎、网球肘、高血压、鼻炎、期前收缩、病态窦房结综合征、窦性心律不齐、发汗障碍、咽喉炎。

C_5——落枕、颈强直、偏头痛、耳聋、耳鸣、晕车、网球肘、手肿、高血压、期前收缩、病态窦房结综合征、窦性心律不齐、发汗障碍、肩周炎、心绞痛。

C_6——落枕、颈强直、偏头痛、耳聋、耳鸣、网球肘、手肿、高血压、期前收缩、病态窦房结综合征、窦性心律不齐、发汗障碍、肩周炎。

C_7——落枕、网球肘、手肿、高血压、期前收缩、病态窦房结综合征、窦性心律不齐、发汗障碍、肩周炎。

（二）胸椎（T）相关疾病

T_1——期前收缩、病态窦房结综合征、胸椎小关节紊乱、胸痛。

T_2——胸椎小关节紊乱、胸痛。

T_3——胸椎小关节紊乱、胸痛。

T_4——胸椎小关节紊乱、胸痛。

T_5——胸椎小关节紊乱、胸痛。

T_6——胸椎小关节紊乱、胸痛。

T_7——胸椎小关节紊乱、胸痛、胃消化不良、胃溃疡、慢性胃炎。

T_8——胸椎小关节紊乱、胸痛、胃消化不良、胃溃疡、慢性胃炎。

T_9——胸椎小关节紊乱、胸痛、胃消化不良、胃溃疡、慢性胃炎、胆囊炎、胆结石、慢性胰腺炎、糖尿病。

T_{10}——胸椎小关节紊乱、胸痛、胆囊炎、胆结石、慢性胰腺炎、肾盂肾炎、糖尿病。

T_{11}——胸椎小关节紊乱、胸痛、胆囊炎、胆结石、慢性胰腺炎、肾盂肾炎、糖尿病。

T_{12}——胸椎小关节紊乱、胸痛、慢性胰腺炎、肾盂肾炎、糖尿病。

（三）腰椎（L）相关疾病

L_1——慢性阑尾炎、坐骨神经痛。

L_2——慢性阑尾炎、坐骨神经痛。

L_3——急性腰扭伤、宫颈炎、盆腔炎、髌骨软化症、痛经、慢性阑尾炎、坐骨神经痛、痔疮。

L_4——急性腰扭伤、宫颈炎、盆腔炎、不孕症、便秘、髌骨软化症、坐骨神经痛、慢性腹泻、月经不调、痛经、痔疮。

L_5——急性腰扭伤、髌骨软化症、坐骨神经痛、痔疮、遗尿。

第四节　脊柱相关疾病的中医诊疗技术

脊柱相关疾病是数十年来国内外研究的热门课题，发展比较快。我们在临床实践中，对一些高血压、头晕、眩晕、失眠、耳鸣、眼花等症状的常规治疗效果常常不理想，很多心血管内科医生、神经内科医生、耳鼻喉科医生、眼科医生对这些所谓"疑难病""顽疾"感到束手无策。正是中医脊柱相关疾病学的存在与发展，解决了我们在临床上碰到的这些难题，使我们对这些疾病或症状有了一种全新的认识，并可针对这些疾病采取相应的治疗方法。

一、诊断问题

（一）颈椎病

颈椎病的临床症状表现不尽相同，常容易使医生误以为是高血压、心肌缺血等疾病，通常称为颈源性疾病。临床上常见的颈椎病分为六型。

1.**颈型颈椎病**　大多数患者属颈椎后关节紊乱，外伤、低头工作、习惯性不良姿势等，都会使颈部的肌肉、后纵韧带、黄韧带肥厚，脊椎小关节紊乱，椎体平衡失调，棘突后移、旋转等，造成头晕、头痛、颈痛、颈部活动受限、背部困痛不适、双肩酸困疼痛、上肩疼痛等，病灶部位均出现在颈椎的第2、3椎。

2.**椎动脉型颈椎病**　单一的枕寰、寰枢关节半脱位，棘突偏移、旋转、脱位，压迫动脉血管，致其供血不足，可造成高血压、头晕、眩晕、失眠、耳鸣、眼花等，也有少数患者久病后出现合并上肢症状。

3.**神经根型颈椎病**　多发生在中老年人，与低头时间长或枕头太高有关，一般为椎体退化，纤维韧带肥厚、弹性差，后关节嵌顿所引发。临床多表现为上肢麻木疼痛、肌肉萎缩，肢体活动不灵活，双肩、背、胸疼痛困倦，心慌、心肌缺血、心脏期前收缩、心律不齐等，压颈试验、臂丛神经牵拉试验阳性。

4.**交感型颈椎病**　患者经常低头，心情不畅，精神不振，颈椎生理曲度变直或反弓，导致寰枢椎错缝、后关节紊乱，出现血压增高、游走性头痛、眼花、耳鸣、多汗、恶心、呕吐、眩晕、心肌缺血、心脏病等。

5.**脊髓型颈椎病**　外伤，椎体退化，导致四肢无力，肌肉萎缩，以上肢为主，大小便障碍，行走不稳，似踩棉花的感觉，霍夫曼征阳性。X线平片显示：颈椎体变扁，不规则压缩，椎间隙变窄，生理曲度变直或反弓，椎体滑脱，椎体退化性改变，后关节平衡线重影等。CT 或 MRI 显示：椎体压缩性骨折，黄韧带肥厚，椎管狭窄，椎间盘突出并钙化，脊髓受压变性甚至出现脊髓空洞等。

6.**混合型颈椎病**　长期低头工作，外受风寒湿，爱激动、生气，外伤、久病者多见。表现为游走性头痛，间断性眩晕，颈部不适，双肩酸痛，前胸、后背窜痛或酸困，上肢间断性无力、麻木，一过性大脑供血不足，失眠，乏力，高血压，心肌缺血，冠心病、心脏病，内耳综合征，神经性头痛，胃痛，神经痛等。

（二）胸椎病

胸椎病首先要分清是功能性还是器质性。

1.**功能性**　外伤、扭伤、椎间盘突出及退化性变。

2.**器质性**　椎体结核、肿瘤、纤维瘤。患者往往表现为挺胸，胸前屈或后仰，下肢肌肉萎缩，行走不便或截瘫，大便干结，小便失禁等。可见表情痛苦，呼吸、扩胸、咳嗽等出现胸痛，下肢肌肉萎缩等。

（三）腰椎病

1.**腰椎间盘突出症**　腰椎病在日常生活中常见的表现是腰腿痛。引起腰腿痛的原因很多，并发的内科疾病也很多。腰椎间盘突出症是最常见的一种容易引起腰腿痛的疾病，多发生于 20～40 岁的青壮年，有的患者 CT 检查时见椎间盘突出而临床表现不典型，均有扭伤、搬重物、打喷嚏等病因。表现为髋部倾斜，下肢后侧或外侧坐骨神经痛，以臀部和小腿部疼痛为重，夜间和休息后症状加重，病程长时可出现肌肉萎缩、下肢麻木、胃痛等，直腿抬高试验阳性。详细分析、认真诊断，才能达到预期的治疗目的。根据中医"动者通、顺者通、松者通"的理论，嘱患者保持椎体正常的功能锻炼，对于达到愈后不易复发的目的很重要。

2.**骶髂关节错缝**　一种最常见的腰骶椎病症，是腰椎病的并发症。引起骶髂关节错缝的原因很多，如坐姿不良、爱跷二郎腿、髋部过度扭转等，均会造成骶髂关节错缝。此病症发生后，会引起泌尿系的症状，如尿急、尿频，女性多于男性。本病症误诊率非常高，常易误诊为肾、膀胱、前列腺、附件、生殖器疾病或妇科病等，久治不愈。体征可见双腿长短不一，骶髂关节高低不平，关节间隙的深浅、宽窄不等。治疗上采取合缝的手法能起到立竿见影的效果。

3.脊柱侧弯症　我国脊柱侧弯的青少年比例在总数的10%以上，脊柱侧弯症会极大地影响青少年一生的健康。青少年时脊柱侧弯症的发展相对缓慢，主要会导致偏头痛、颈肩腰腿痛、学习时注意力难以集中、嗜睡等；中年以后病情发展逐渐加快，会导致肢体麻木，脊柱相关疾病如糖尿病、冠心病、胃溃疡、哮喘等；老年时会导致严重的脏器疾病如脑萎缩、脑血栓、心肌梗死、糖尿病合并症、驼背等。

研究发现与脊柱相关的内科疾病，其临床表现如眩晕、头痛、头晕、恶心、呕吐、失眠、眼昏、耳鸣、高血压等，虽经过内科治疗，症状仍没有任何改善，在这种情况下，就应该考虑可能是脊椎病变引起的。

脊源性疾病临床表现多种多样，如眩晕、头痛、头晕、恶心、呕吐、失眠、眼昏、耳鸣、高血压、脑供血不足、前胸后背痛、上臂痛、上肢疼痛麻木、肌肉萎缩、心肌缺血、心脏期前收缩、心脏病、大小便失禁、两下肢无力、行走似踩棉花感等，治疗前一定要诊断清楚是哪一种类型的颈椎病再进行正确的治疗。

根据以上临床特点，对于脊柱相关疾病，一定要重视中医整体观，重视病史，认真望、闻、问、切，结合 X 线、CT、MRI及生化检查，综合分析，仔细鉴别，然后确诊，并进行相应治疗。

二、治疗问题

临床上治疗脊柱相关疾病最为直接和有效的方法是手法复位和牵引，当然中药内服、外敷、针灸、理疗等合理应用都有其独特的效果。

对脊源性疾病的治疗，《史记·扁鹊仓公列传》曾记载"臣闻上古之时，医者俞拊治病……镵石桥引"，即按摩法。《内经》载有"脊椎法"。《素问·骨空论》载："督脉生病治督脉，治在骨上。"明确指出通过调整脊椎关节可治疗督脉病变。《素问·缪刺论》载："令人拘挛背急，引胁而痛，刺之从项始，数脊椎夹脊，疾按之应手如痛，刺之傍三痏，立已。"即用针刺加以手法按压脊旁穴位的治法。《灵枢·背腧》还明确指出，背腧穴如有病变，可施行"皆夹脊相去三寸所，则欲得而验之，按其处，应在中而痛解，乃其腧也"。即背腧穴病变，按压相应穴位治病的方法也，是按脊法之一。

隋唐时期，《诸病源候论》和《备急千金要方》将《内经》的"脊椎法"发展为脊柱导引法和"老子按摩法"等系列整脊疗法。

明清时期，儿科运用"捏脊疗法"治疗疾病，如《理瀹骈文》载："无论风寒、外感及痘疹，皆可用……背后两饭匙骨及背脊骨节间，各捏一下，任其啼叫，汗出肌松自愈。"

以下简单介绍临床常用治疗方法。

1.**正椎疗法**　该疗法是针对脊柱力学的平衡失调而创立的，以矫正脊椎错位为中心所施的治疗手法。中医认为"有诸内，必形于外"。脊柱与内脏有着复杂的联系，脊柱自身也依靠椎间盘、椎间韧带和周围附着的肌肉保持动态平衡，这种平衡又直接影响、维系着脊柱与周围脏器间的联系。脊柱任一稳定结构失去动态平衡，均会导致相应症状的出现。通过各种治疗方法，恢复脊柱的动态平衡，就可以使一些被破坏和阻断了的联系再恢复，达到治愈相关疾病的目的。

脊椎错位引起的内脏疾病，通过摸脊背之"隆、厚、痛"，检查痛点，摸清隆突的高低，体会手下组织的厚薄软硬程度，有无条索筋结，筋结的形态等，即可推断脊椎错位的位置及可能影响的脏腑。

糖尿病：支配胰、肝、胆的交感神经节前纤维发自第 4～10 胸髓侧角，胰脏的交感神经主要由第 7、8 胸神经支配，当胸椎解剖位置发生微细改变（错缝）时，即可刺激或压迫椎旁交感神经节，使胰腺分泌减少，导致胰岛素分泌不足而诱发糖尿病。临床治疗时，用手触摸到胸 4～8 棘突压痛或偏歪、高隆，以及条索状反应物，采用理筋正椎、行气点穴手法治疗，可达到较好的降糖效果。

支气管哮喘：敏感区的肌肉组织轻度痉挛，肺俞穴压痛明显，其体表反射区在上胸部、中背部，中枢部位在胸 1～7 椎。可以按照体表—内脏相关学说，在以肺俞穴为中心的敏感区进行治疗。通过调整背俞穴而调节脊神经，改善支气管哮喘症状。

胆囊炎（或胆绞痛）：第 8、9 胸椎后关节紊乱，可造成第 8、9 交感神经支配的 Oddi 括约肌痉挛，引起胆囊炎或胆绞痛。通过手法纠正第 8、9 胸椎后关节紊乱，即可消除因解剖位置失常而引起的病变，使症状得到改善。

2.**康复训练**　训练的目的是矫正人体的不良姿势和体态，以更好地治疗和预防脊柱相关疾病。如矫正不良姿势，避免头前屈，并且经常做颈部的回缩练习，可有效预防颈痛的发生。有人从矫正不良姿势和体态的目的出发，综合人体力学、人体工程学、矫形学、足迹学、舞蹈形体训练等多个学科的研究结果，研制了一种可以有效矫正人体不良姿势和体态的功能鞋，也可作为治疗脊柱疾病的一种新方法。

脊柱相关疾病的临床症状表现众多，如何正确定位，如何正确选择最恰当的治疗方法，这是临床操作的困难所在，也是决定疗效的关键。

整骨疗法和整脊疗法适用于脊柱关节紊乱所致各种症状的调整和治疗，而手法和物理治疗更适用于各种疾病的后期康复训练，是整个康复训练的一部分。脊柱的康复手法基于两个基本原则：

一是软组织松解，二是关节调整。一般先松解软组织，再最大幅度地活动受累关节，然后再恢复原有结构和（或）运动功能。基于手法康复的原则，除了一般的检查外，发现受累脊柱节段就成为诊断的关键。

软组织松解术：一般先在局部皮肤涂按摩乳，再施以按、揉、点、压等手法，以达到促进局部血液循环、增加组织弹性的效果。

关节调整：在关节完全极限运动基础上，通过手法调整移位（或半脱位）的关节结构，使其达到结构和功能的恢复或部分恢复。如当患者以腰痛前来就医时，除了询问腰椎关节问题外，治疗师可能还会告知其在胸椎、颈椎都有节段性关节紊乱，并且告知这些紊乱可能与腰痛密切相关。那么，在治疗时也会对这些部位进行相应的纠正和调节。

第九章

临床病案精选

案1　颈性低热（中枢性交感神经型）

李某，女，46岁，会计，2004年4月初诊。半年来，患者颈部酸痛，伴低热（37.5～38℃）、口干、眩晕、顽固性失眠、胃肠功能紊乱、心慌心悸，某医院诊断为"低热待查""神经官能症"。服中西药3个月未见好转，特来求诊。

检查：体温37.7℃，血压130/176mmHg，脉搏70次/分，颈部僵硬，活动受限，尤以旋转受限明显，颈2右侧压痛并棘突偏右。X线平片显示：颈曲变直，颈2齿状突偏右。

诊断：颈性低热（中枢性交感神经型）。

治疗：施颈椎单人旋转复位手法，然后理筋，外敷烫疗药，每2天1次。

治疗5次后，体温36.8℃，上述症状明显好转。再治疗5次，体温保持在36.5～36.8℃，诸症消失。随访1年，疗效巩固。

按语：颈性低热，属于交感型颈椎病的一种类型，临床多并发口干、眩晕、顽固性失眠、胃肠功能紊乱等全身症状，考虑为颈椎病损引起的反射性或供血障碍引起的下丘脑自主神经中枢功能紊乱所致。选用单人旋转复位手法加烫疗治疗，不仅使颈椎病损得到修复，伴发症状也随之改善。

案2　颅脑外伤伴颈外伤后综合征

马某，男，46岁，2004年5月初诊。因车祸致颅脑损伤，手术治疗后遗有颈肩部不适、上肢麻木感、头痛、头晕、失眠等症状。按颅脑损伤后遗症服药治疗，效果不明显，特来就诊。

检查见患者颈部活动受限，体位性眩晕试验阳性，臂丛神经牵拉试验阳性，第1、4颈椎左侧和第2、5、6颈椎右侧横突处压痛，触摸软组织有厚实感。颈椎正位、侧位、开口位、左右斜位、过伸位、过屈位X线平片显示，寰枢关节齿突两侧间隙不等宽，颈曲反张，颈4、5、6椎体后缘连续性欠佳。

诊断：颅脑外伤伴颈外伤后综合征。

治疗：①手法治疗，纠正调整颈椎，松解颈肩部软组织，局部点穴；②颈部烫疗药热熨，隔日1次。

治疗12次后，上述症状消失，临床治愈。

按语：颅脑外伤并颈椎外伤综合征，是由颅脑损伤的传导外力致颈部损伤引起，但颈椎损伤常常被忽视，故临床应重视对于颈椎损伤的表现和检查。一般可拍X线平片，最好包括颈椎正位、侧位、开口位、左右斜位、过伸位、过屈位，必要时加CT、MRI检查。对于治愈多年，但近期才出现的颈肩部症状，更要仔细检查。

案3　产后损伤性腰腿痛

林某，女，37岁，2002年2月初诊。患者为初产妇，2个月前产一健康男婴，自然分娩但产程不太顺利。现臀部、下腰及右下肢胀痛，并下腹疼痛、跛行。查体见腰部活动轻微受限，下腹部及耻骨联合处压痛，右侧下肢"4"字征阳性。X线平片示：两侧骶髂关节间隙不等宽，耻骨联合分离2cm。

诊断：产后损伤性腰腿痛。

治疗：给予骶髂关节与耻骨理筋整复手法治疗，每2天1次。

治疗5次，上述症状消失，X线复查未见异常，随访5个月疗效巩固。

按语：产后损伤性腰腿痛，多见于初产妇或多产妇产程不太顺利，或产后下床过早而骨盆不平衡等情况，根据临床症状及X线检查常可确诊，采用针对性手法治疗效果良好。

案4　脊柱侧弯畸形

李某，女，13岁，初一学生，2010年1月初诊。2个月前患儿母亲无意中发现孩子站立时两肩一高一低，背部时有酸累，于寒假带其来就诊。

检查：两肩不等高，肩高一侧肩胛骨与肋骨凸起，弯腰时明显，无明显压痛。X线平片示：脊柱以胸5、6为中心向右侧突出，侧弯角28°。

诊断：脊柱侧弯畸形。

治疗：三联外治法（整理手法、均衡牵引、中药烫疗）。上述治疗，每2~3天1次，10次为1个疗程。

治疗4个疗程，配合"金鱼摆尾功"（仰卧位，两足背伸，腰部抬起左右摆动）5~10个、"小飞燕功"（俯卧位，四肢略向后伸直10秒放下）5~10个、"悬吊单杠"1~2分钟进行功能锻炼。半年后复查，X线平片显示：脊柱侧弯角10°。病情明显好转，随访1年，疗效巩固。

按语：脊柱侧弯畸形是常见病、多发病，多发于少年儿童，老年人也不少见。随着生活与学习方式的改变，少年儿童脊柱侧弯畸形的发病率有上升趋势，应早发现、早治疗。脊柱侧弯小于30°，施以三联疗法配合功能缎炼收效较好。

案5　股骨头缺血性坏死

陆某，男，37岁，嗜酒，2010年7月初诊。右髋部与大腿根部疼痛一年，某医院诊为关节炎，服中西药治疗，未见明显效果，特来就诊。

检查：跛行，下腰部压痛，两下肢等长，右下肢呈外旋位，右髋关节屈曲、外展、内旋比健侧差20°~30°，腹股沟压痛。X线平片提示：腰曲变直，右股骨头坏死，股骨头囊性变不完整，骨盆轻度旋转移位。

诊断：右股骨头坏死。

治疗：①腰臀部理筋手法，骨盆调衡手法，每2天1次，连续施手法治疗1个月。②骨坚散加减（西洋参、田三七、鹿茸、丹参、熟地黄、土茯苓、枸杞子、灵芝各50g，千斤拔、豆豉姜、两面针、岗梅、六耳棱各40g，陈皮、细辛各15g，打成粉末，为1个月量），每次10g，每天2次，开水冲服。治疗4个月后，患者症状基本消失，关节功能基本恢复正常，X线平片显示：股骨头比治疗前完整，股骨头囊性变已消失。随访2年，疗效巩固。

　　按语：一般认为股骨头缺血性坏死与外伤、激素、过量饮酒等有关，本病例可能与嗜酒有关。受外力影响，股骨头缺血性坏死因下腰段与骨盆同时受刺激而出现的临床症状与体征，需要综合处理。内服骨坚散配合手法治疗，对三期内股骨头修复与肢体功能恢复效果较好。

图书在版编目（CIP）数据

韦贵康行医笔录 / 韦贵康主编 .— 北京：中国中医药出版社，2020.4
ISBN 978 - 7 - 5132 - 5652 - 0

Ⅰ.①韦…　Ⅱ.①韦…　Ⅲ.①中医伤科学—中医临床—经验—中国—
现代　Ⅳ.① R274

中国版本图书馆 CIP 数据核字（2019）第 159440 号

中国中医药出版社出版

北京经济技术开发区科创十三街 31 号院二区 8 号楼
邮政编码　100176
传真　010-64405750
河北新华第二印刷有限责任公司印刷
各地新华书店经销

开本 710×1000　1/16　印张 10　字数 122 千字
2020 年 4 月第 1 版　2020 年 4 月第 1 次印刷
书号　ISBN 978 - 7 - 5132 - 5652 - 0

定价 48.00 元
网址　www.cptcm.com

社 长 热 线　010-64405720
购 书 热 线　010-89535836
维 权 打 假　010-64405753

微信服务号　zgzyycbs
微商城网址　https://kdt.im/LIdUGr
官 方 微 博　http://e.weibo.com/cptcm
天猫旗舰店网址　https://zgzyycbs.tmall.com

如有印装质量问题请与本社出版部联系（010-64405510）
版权专有　侵权必究